うつ病
リワークプログラムの
はじめ方

秋山 剛【監修】
一般社団法人 日本うつ病リワーク協会【著】

弘文堂

はじめに

　企業に勤めていて、うつ病を発症する患者さんはたくさんいます。企業での仕事にはストレスが伴いますし、一度うつ病になると、病気になりやすさが高まると言われています。ですから、うつ病になった人が職場に戻るときに、うつ病再発を予防するための支援はとても大切です。この目的で開発されたのが、リワークプログラムです。

　2019年7月1日現在、一般社団法人日本うつ病リワーク協会（URL:http://www.utsu-rework.org/）に所属している、リワークプログラムを行っている医療施設は、全国で215あります。リワークプログラムには、「患者さんが病気を再発することなく仕事が続けられるように助ける」という、非常に大切な、高度な目的があります。日本うつ病リワーク協会では、会員の医療施設で、この目的を達成するための質の高いリワークプログラムが行われるよう、施設の認定制度を開始していますし、リワークプログラムのスタッフのための研修も行っています。

　うつ病を発病する前、ほとんどの人は、「自分は健康で、うつ病なんか自分には関係ない」と考えています。しかし、うつ病になって、仕事を続け、再発を防ぐためには、「自分にはうつ病があるけれども、仕事をする能力もある。うつ病を再発しないように、自分の体調をチェックして、気をつけながら、がんばろう」というように考え方を変える必要があります。

　うつ病を受け容れながら、くじけることなく、希望を失わず、患者さんが前向きに社会的な活動を続けられるように支援するのがリワークプログラムです。とてもやりがいがある支援であると思います。

　このテキストでは、全体的なことから実務的なこと、さらに経営的な側面まで、みなさんがリワークプログラムを始めるときに必要なことを、分かりやすく書いています。各章の担当者の、リワークプログラムへの熱い思いを感じていただけると思います。

　このテキストを読んで、日本うつ病リワーク協会の研修に参加して、リワークプログラムを始めていただければと思います。うつ病になった患者さんが、病気を乗り越え、人生をイキイキと送れるように、支えていきましょう。

2019年7月
日本うつ病リワーク協会　秋山　剛

※重版時に文中の施設数等を更新しました。　2019年 7 月

目次

はじめに ……………………………………………………………………………… iii

第1部　うつ病リワークプログラム　理論と実際

1章　うつ病リワークプログラムの現代的意義　五十嵐良雄 ……………… 2
はじめに　2
1．復職準備性とリワークプログラム　3
2．うつ病リワーク研究会から日本うつ病リワーク協会へ　5
3．調査研究の結果から　6
まとめ　7

2章　うつ病リワークプログラムの経緯と背景　秋山　剛 ………………… 10
はじめに　10
1．復職準備性　10
2．病気と仕事：2つの側面　11
3．復職の判断基準　12
4．早まった復職と会社の責任　12
5．「頑張るな」神話　13
6．情報の共有　13
7．参加メンバーの支えあい　14
8．自己認識への援助　14
9．状態改善と周囲との関係　15
10．スティグマの改善　15

3章　うつ病に関する心理教育　徳倉達也・尾崎紀夫 ……………………… 17
はじめに　17
1．うつ病の心理教育　17
2．リワークプログラムにおける心理教育の実際　19
3．認知行動療法　20
4．SST（Social Skills Training：社会生活技能訓練）　20
5．リワークプログラムにおける心理教育の内容　21

6．症例　　32
　おわりに　　33

4章　プログラム作成のポイント　　有馬秀晃 …… 34
　はじめに　　34
　1．うつ病リワークプログラムとは　　35
　2．国のガイドライン　　35
　3．対象となる患者さん　　39
　4．病状経過とリワークプログラム導入の時期　　41
　5．プログラムの具体的な内容　　43
　6．復職支援への流れ　　48
　7．復職後のサポート　　51
　まとめ　　52

5章　評価方法のポイント　　岡崎 渉 …… 54
　はじめに　　54
　1．復職に向けた評価の必要性　　54
　2．復職の評価の目的　　56
　3．評価の流れ　　57
　4．評価のフィードバック　　60
　5．評価の内容　　62
　6．プログラム評価表の実際　　68
　7．評価の限界と意味　　71

6章　スタッフのかかわり　　片桐陽子 …… 72
　はじめに　　72
　1．構成　　72
　2．スタッフの主な仕事　　74
　3．個別担当　　75
　4．プログラム　　80
　5．記録・書類作成　　85
　6．場の整備と備品の管理　　86
　7．その他（フォローアップ、病院外での活動）　　87
　8．スタッフのやりがいと難しさ　　87
　おわりに　　90

7章　アクシデントへの対応　横山太範 …… 91
　　はじめに　　91
　　1．予防　　91
　　2．問題傾向の把握　　92
　　3．情報共有と連携　　94
　　4．復職判定　　95
　　5．チャンス　　98
　　6．事例　　101
　　コラム　　107

8章　リワークプログラムの実務　福島　南 …… 108
　　はじめに　　108
　　1．精神科領域におけるリワークプログラムの枠組み　　108
　　2．精神科デイケアでのリワークプログラム　　110
　　3．必要書類　　115
　　4．リワークプログラムのスタッフ　　116
　　5．集患方法　　119
　　6．今後の課題　　122

第2部　うつ病リワークプログラム　各施設の実践例

NTT東日本関東病院　岡崎　渉 …… 128
　　はじめに　　128
　　1．プログラムの導入まで　　128
　　2．プログラムの構成と内容　　128
　　3．プログラムで使用しているシート　　131
　　4．RAPの課題　　131

メディカルケア虎ノ門　五十嵐良雄 …… 133
　　概要　　133
　　1．リワークプログラムの開始まで　　134
　　2．リワークプログラムの内容：リワーク・スクール　　137
　　3．リワークプログラムの内容：リワーク・カレッジ®　　139
　　4．復職後のフォロー　　142

品川駅前メンタルクリニック　有馬秀晃 ……… 143
　はじめに　143
　1．リワークプログラム（デイケア）が目指すところ　143
　2．うつ病エピソードの振り返り作業　145
　3．リワークプログラム参加者の感想　146
　まとめ　147

宇治おうばく病院　片桐陽子 ……… 149
　はじめに　149
　1．バックアップセンター・きょうとの概要　150
　2．設備と備品　151
　3．プログラム　151
　4．当院のリワークプログラムの特徴　153
　5．利用状況とこれからの課題　154

さっぽろ駅前クリニック　横山太範 ……… 156
　理論的背景　156
　1．パソコングループワークについて　157
　2．期待される効果　160
　おわりに　161

一般社団法人 日本うつ病リワーク協会　リワーク施設一覧 ……… 162

キーワード索引 ……… 166

執筆者 (掲載順)

五十嵐良雄	医療法人社団雄仁会メディカルケア虎ノ門　理事長・院長
秋山　剛	NTT東日本関東病院　精神神経科部長
尾崎紀夫	名古屋大学大学院医学系研究科 精神医学・親と子どもの心療学分野　教授
德倉達也	名古屋大学医学部附属病院　精神科　助教
有馬秀晃	医療法人社団こころの会品川駅前メンタルクリニック　院長
岡崎　渉	NTT東日本関東病院　精神神経科　作業療法士
片桐陽子	栄仁会京都駅前メンタルクリニック 復職トレーニング専門デイケア 「バックアップセンター・きょうと」センター長　臨床心理士
横山太範	医療法人社団心劇会さっぽろ駅前クリニック 北海道リワークプラザ　院長
福島　南	医療法人社団雄仁会メディカルケア虎ノ門　事務長・デイケア所長

第1部

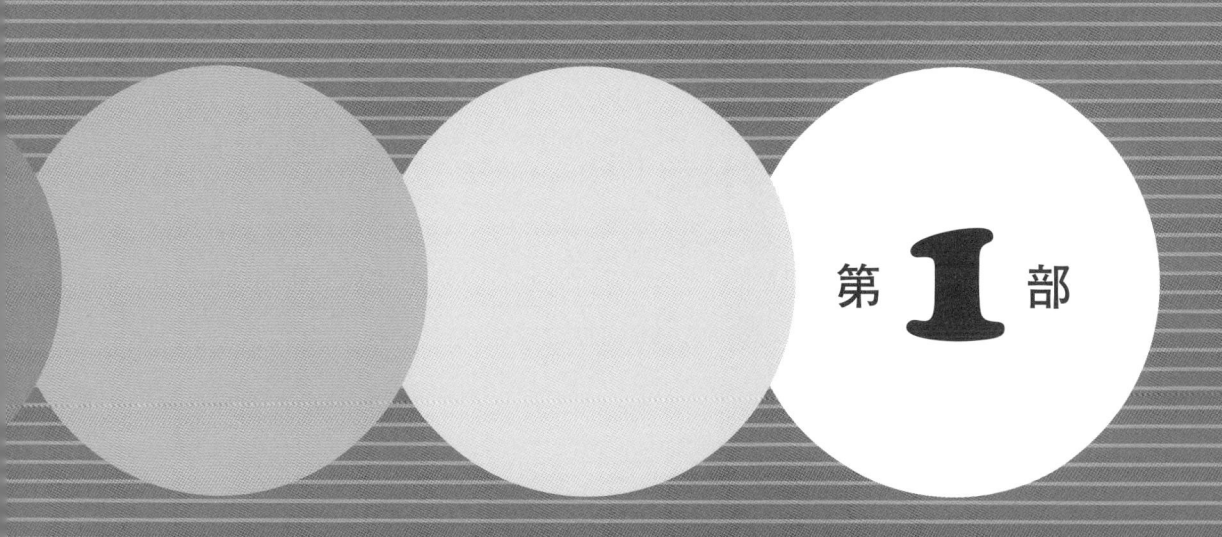

うつ病リワークプログラム

理論と実際

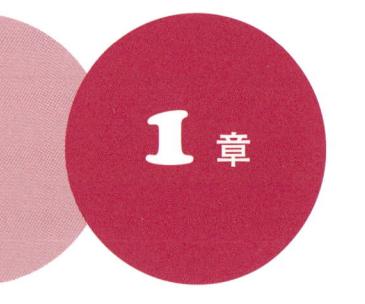

1章 うつ病リワークプログラムの現代的意義

五十嵐良雄

はじめに

近年「リワーク」という言葉が、医療関係者とりわけメンタルヘルスに関係している人々に浸透してきています。「リワーク」活動の医療機関における初めての試みは、本書の監修者である秋山剛医師が1997年に始めた職場復帰支援です。職場復帰が困難な勤労者を対象に一定の場所を用意し、そこでリハビリテーションを実施して、復職の準備を行うとともに復職が適切な状態にあるかを確認するというアイデアは、多くの企業でうつ病や不安障害のために休職を余儀なくされる社員が多くいる現状をみると、時代をはるかに先取りしたものでした。

精神疾患の軽症化やうつ病の神経症化などが語られて久しいですが、1990年代の後半から2000年代初頭にかけて、未熟型うつ病[1]、現代型うつ病[2]、ディスチミア親和型うつ病[3]、職場結合性うつ病[4]などの論文が発表されるとともに、DSM-IV-TRで双極Ⅱ型障害や非定型うつ病がとり上げられ、気分障害の概念が複雑化するとともに広がりをみせてきています。疾患概念の拡大は疾病が変化したことの結果ですが、疾病の軽症化、人格の未熟性などが混在し、現代の病理とも考えられています。気分障害概念の拡大とともに、厚生労働省の調査に表れているように、多くの患者が医療機関の外来を受診しています。大勢の軽症の気分障害が、メンタルクリニックや病院の外来に押し寄せているのです。

このような時期の2003年に、私は東京のビジネス街の中心ともいえる虎ノ門にクリニックを開設しました。症状としては軽く、入院治療が必要とは思えないものの、軽症であるがゆえに受診までに長期間の未治療期間があり、そのためか薬物療法の

リワーク

うつ病

[1] 阿部隆明・大塚公一郎・永野満・加藤敏・宮本忠雄:「未熟型うつ病」の臨床精神病理学的検討. 臨床精神病理16:pp.239-248, 1995.
[2] 松浪克文・上瀬大樹:現代型うつ病. 精神療法32:pp.308-317, 2006.
[3] 樽味伸・神庭重信:うつ病の社会文化的試論—特に「ディスチミア親和型うつ病」について—. 日社精医誌13:pp.129-136, 2005.
[4] 加藤敏:精神病理⑵現代日本における不安・焦燥型のうつ病の増加. 精神科1:pp.344-349, 2002.

みではなかなか症状が改善しない患者が私のクリニックにも大勢押し寄せてきました。開業後の1年間に私が診療した気分障害のうち3割の患者が休職に至りました。休職後、私は処方の調整と休養で治療を行って彼らを復職させましたが、患者の症状が再燃して再休職する例が多かったのです。従来の治療を行っていれば復職できるはずだと考えていた私としては、自分の治療に疑問を抱かざるをえませんでした。そのような時に秋山医師のプログラム[5][6][7]と出会ったのです。プログラムを見学し、目から鱗が落ちるような出会いを感じたのです。私の臨床経験は常に人との出会いとちょっとしたひらめきの連続ですが、この出会いは大きな変曲点でした。それまでの自分に不足していたものを直感的に感じとったのです。それが「リワークプログラム」でした。このようにして、2005年にデイケアという診療報酬上での枠組みを利用し、気分障害や不安障害専門の復職支援プログラム[8][9][10]を始めました。紆余曲折を経ながら現在では定員が70名のデイケアになっており、プログラムを終了して会社に戻った参加者は2019年6月の段階で1400名を超えています。

1. 復職準備性とリワークプログラム

「復職準備性」という耳慣れない言葉は、私たちにとって大事な概念です。私の失敗は、病状がある程度よくなったと思って復職させたら就業に失敗したということです。すなわち自宅で静養していて病状が改善していることと、仕事ができるようになるということは、必ずしも同じではないのです。図1に復職準備性の概念図を示しますが、縦軸は病状の回復度です。仕事を休んで病状が回復するレベルに比べて、職場で仕事ができるレベルの病気の回復度合いははるかに高いのです。仕事ができるレベルの病状の回復度合いを復職準備性と呼んでいます。

復職準備性自体は仮想的な概念です。たとえば休職して自宅で療養していて休職前の症状がなくなったときに、週5日間通勤をしてどの位の疲労を感じるかには個人差があるでしょう。通勤という負荷をかけても、難なくできる場合もあるでしょう。一方、2～3日の通勤だけで疲れてしまい、無理していると抑うつ気分などの症状が再燃する場合もあるでしょう。このように一定の負荷をかけて（この場合では朝通勤するというこ

(5) 秋山剛：心の病からの職場復帰．現代のエスプリ別冊：pp.208-221，2004．
(6) 音羽健司・秋山剛：うつ病による勤労者の障害と職場復帰援助．精神科臨床サービス4(3)：pp.320-326，2004．
(7) 岡崎渉・音羽健司・秋山剛：職場復帰のメンタルヘルス；職場復帰プログラム．臨床看護31(1)：pp.35-39，2005．
(8) 五十嵐良雄：精神科クリニックにおけるビジネスマンのうつ病に対する復職支援．臨床精神医学34(7)：pp.983-985，2005．
(9) 五十嵐良雄：うつ病，不安障害を対象としたメンタルクリニックにおける職場復帰支援．医学のあゆみ219(13)：pp.1002-1006，2006．
(10) 五十嵐良雄：うつ病，不安障害による休職者へのデイケアでの復職支援（リワーク・カレッジ）．日本デイケア学会誌「デイケア実践研究」12(1)：pp.110-116，2008．

復職準備性

図1 復職準備性とは

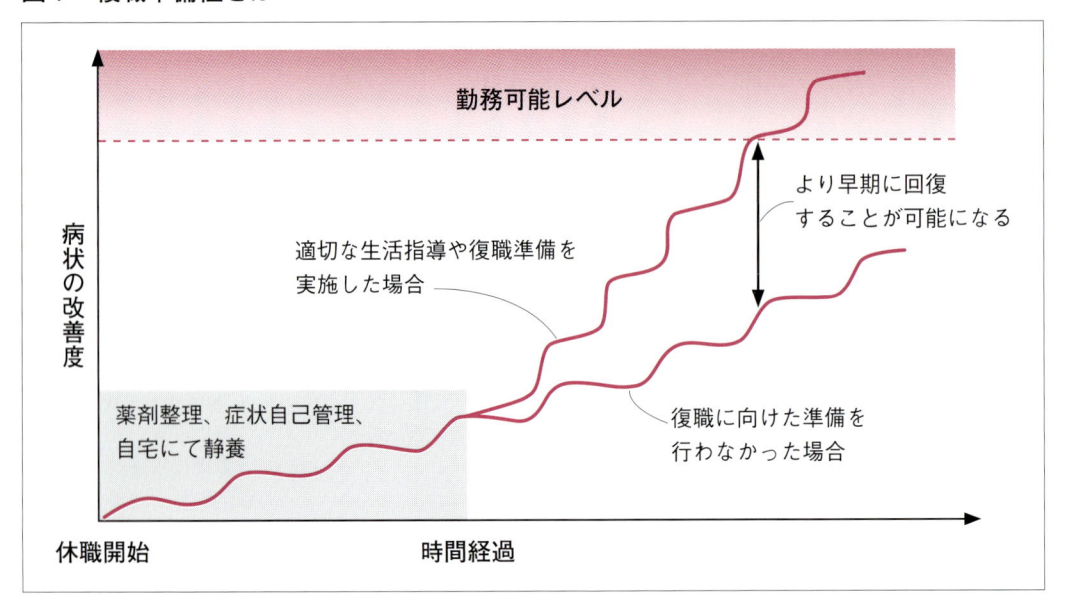

- 縦軸：病状の改善度
- 横軸：時間経過（休職開始～）
- 勤務可能レベル
- 薬剤整理、症状自己管理、自宅にて静養
- 適切な生活指導や復職準備を実施した場合
- 復職に向けた準備を行わなかった場合
- より早期に回復することが可能になる

と）、その結果として症状が悪化することなくその負荷に耐えられれば、その負荷に対しての病状の回復度は良好であると判断できます。

しかし、復職をして仕事をするということは、通勤だけではなく定められた時間内で一定の業務を行うことを意味します。もちろん職場での対人関係上でのストレスも生じてきます。場合によっては職場外のお客さんとの人間関係もあるかもしれません。家で療養している時とははるかに違う身体的、心理的負荷が加わります。それらにどの程度耐えていけるかという体調、作業能力全体の改善度を復職準備性と考えています。

このような病状の回復度を目安として復職準備性を確認するためのプログラムが、リワークプログラムといえます。すなわち、回復度を測るものさしは、診療に基づいた視点です。気分障害や不安障害の症状や病状変化に精通している医師を含めたスタッフによる観察と評価が重要です。この点が就労訓練や職業訓練と違う点で、医療機関におけるリハビリテーションという意味があります。また、統合失調症を対象とした生活支援中心のデイケアとリワークプログラムを実施するデイケアを比較した場合、デイケアという枠組みは同じですが、盛り込まれているプログラム内容や目的とする視点は上記のように全く異な

リワークプログラム

ります。

　プログラムでは単に時間的な負荷を与えるだけではなく、疾病の知識を得て自らの症状をコントロールしていくことや、集団での協働行動、心理学的な手法を用いた自らのケアへの援助などが行われます。プログラムへの参加を通して医師は病状の安定度・回復度を、スタッフはプログラム中の行動や集団への適応性などを観察し、総合的に復職準備性を確認していきます。このようなことから、リワークプログラムを提供する施設の医師が主治医となることが望ましいと考えられます。

2. うつ病リワーク研究会から日本うつ病リワーク協会へ

　リワークプログラムを実施する医療機関は現在、全国的にも少しずつ広がりをみせています。しかし、現時点ではなお、需要に対してサービスの供給はきわめて不十分であると言わざるを得ません。また、プログラムの質をどのように保証するかという課題や、プログラムの効果について実証的なデータを収集する必要もあります。

　このようなことから、2008年3月に気分障害に対する復職を支援するプログラムを実施している医療機関の医師および医療従事者による「うつ病リワーク研究会」が発足しました。研究会の発足に際して、対象を医療機関に限定した理由は、上述したように医学的リハビリテーションという共通性を重視したからです。しかし、障害者職業センターや精神保健福祉センターなどで実施されているリワーク活動とも復職前の協働作業という点で共通点がありますので、ゆくゆくは相互の協力を模索したいと考えています。

　代表世話人を筆者（五十嵐良雄、メディカルケア虎ノ門）が務め、世話人は秋山剛（NTT東日本関東病院）、尾崎紀夫（名古屋大学）、横山太範（さっぽろ駅前クリニック）、三木秀樹（宇治おうばく病院）、徳永雄一郎（不知火病院）、顧問は樋口輝彦（国立精神・神経医療研究センター）、野村総一郎（防衛医科大学校）、大野裕（国立精神・神経医療研究センター認知行動療法センター）が務めています。この研究会では、研究活動を1つの柱としています。秋山剛医師を研究代表者とする厚生労働科学研究「うつ病患者に対する復職支援体制の確立　う

つ病患者に対する社会復帰プログラムに関する研究」の一部として、現在、全国で行われているリワークプログラムの実態調査、およびリワークプログラム利用者の余後調査、スタッフおよび管理者のための教育システムの開発を進めています。また、他の研究との共同作業も実施しています。研究会の啓発活動として、日本うつ病学会、日本精神神経学会、日本社会精神医学会、日本産業精神保健学会などでの学会発表、実務者を対象とする研修会や職場復帰に関する課題について企業関係者を対象とする研修会などを開催しています。

2008年の研究会の発足ののち会員は徐々に増加していき全国の都道府県に少なくとも1ヵ所の施設ができるようになってきました。そのような折、2018年2月より公的な団体になるべく一般社団法人日本うつ病リワーク協会として法人化しました。それに伴い会員組織の見直しを行い、現在は施設会員と個人会員となっています。施設会員はリワークプログラムを行う施設単位で会員となります。2019年7月段階で施設会員は215施設で926人、個人会員は162人の会員がいます。法人化とともに、リワークプログラムの質の担保のためにスタッフの認定制度とリワーク施設の認定制度を作り、既に6施設が認定されています。

日本うつ病リワーク協会
URL：http://www.utsu-rework.org/

3.調査研究の結果から

厚生労働科学研究「うつ病患者に対する復職支援体制の確立 うつ病患者に対する社会復帰プログラムに関する研究」の分担研究「リワークプログラム実施状況に関する研究」を実施し、2011年度にリワーク研究会に所属する施設と参加者を対象としてリワークプログラムの実施状況を調査しました。以下にその調査の結果概要を示します。

研究会に所属する110医療機関に調査票を配布し、89医療機関から回答を得ました。デイケアとして運用されている施設が68％、ショートケアとして運用されている施設が75％でした。リワークを専門としている施設は全体の6割強で、これらの施設全体の定員人数は1700人程度でした。87施設で合計484名のスタッフが勤務し、割合は臨床心理士、精神保健福祉士、看護師、作業療法士の順でした。約半数の施設で、プログラム開始

時に主治医の変更を求めており、条件を満たせばすぐプログラムが開始という施設が8割でした。スタッフによる評価は80施設で実施していました。プログラムの内容に関して、回答の得られた88施設785プログラムを実施形態ごと5区分に分けたところ、協同作業、役割分担、対人スキル向上などを主な目的とする「集団プログラム」が3割、認知行動療法やSST、対人関係療法などの「特定の心理プログラム」が2割、集中力や作業能力の確認・向上を目的とし、机上で文字や数字、文章を扱う「個人プログラム」が2割、疾患理解やセルフケア、ストレスマネジメントなどの心理教育を実施する「教育プログラム」が1割、運動、個人面談、創造、動機付けなど、他の4区分のいずれにも該当しない「その他のプログラム」が2割でした。医療機関ごとにみると、5区分すべてに該当するプログラムを実施している医療機関は36％、4区分に該当している医療機関は34％でした。平成23年10月3日～9日の7日間に登録していたリワーク利用者1,417人に個別調査を実施したところ、休職回数は「初回」が45％、「2回目以上」が55％、今回の休職期間は平均609日でした。利用者のICD-10による診断の内訳は、「F3 気分（感情）障害」が78％、「F4 神経症性障害、ストレス関連障害および身体表現性」が12％でした。また、DSM-Ⅳ-TRによる双極Ⅱ型の可能性がある利用者は28％で、平成22年度の調査より6％増加していました。

まとめ

　これらの調査結果を受けて今後の施策に対し、以下のような提言（表1）を行いました。

①うつ病などの復職支援を行う医療機関の実態としては、デイケア・ショートケアとして実施しているところが圧倒的に多く、その後の研究会への登録状況を鑑みてもこの傾向は今後も続いていくものと思われました。したがって、今後の施策展開としては集団精神療法や作業療法を考慮しつつも、主としてデイケア・ショートケアに焦点を当てていく必要があると考えられます。

②スタッフは臨床心理士、精神保健福祉士、看護師、作業療法

表 1　リワークプログラムに関する施策提言

1. 集団精神療法や作業療法に考慮しつつも、主としてデイケア・ショートケアに焦点を当てていく必要がある
2. 心理教育や心理療法的な手法を用いるプログラムが多く、研修に対して援助することはプログラムの充実に有効であろう
3. 円滑なリハビリテーションを進めていくには診断情報の共有やスタッフと主治医との情報交換に一層の工夫が必要で、しかるべき額の報酬が支払われる必要がある
4. リワーク施設の定員の合計数は多く見積もっても全国で2100人程度であり、絶対数の不足は明らか。施設の収益構造を明らかにし、施設を開設し円滑な運営が行われていくような施策を展開する必要がある
5. 登録者を分析すると気分（感情）障害が8割以上を占めていた一方、双極性障害の可能性が3割は存在し、双極性障害に対するリハビリテーションを確立していくことが緊急の課題である
6. うつ病などに特化したリワーク専門施設人員基準や標準的なプログラムの提供、プログラム中の評価などを定め、診療報酬上新たな施設体系としての設定、あるいはリワーク加算などが考えられる

士の順でしたが、これは現状での施設基準を反映していると考えられました。一方、プログラムとしては心理教育や心理療法的な手法を用いるプログラムが多く、スタッフにこれらの素養が期待されていることから、今後の研修などでこの点に焦点を当てていく必要があると考えられます。

③7割弱の施設では他院の医師が主治医である参加者を受け入れていましたが、リハビリテーションが治療の一環であるということを考慮すると、円滑なリハビリテーションを進めていくためには診断情報の共有やスタッフと主治医との情報交換に一層の工夫が必要であると思われ、調査では8割弱の医療機関が定期または不定期に文書で連絡をとり、その8割がリワーク専用の文書を使用していました。この点に関しては、主治医からは病歴や治療に関する情報提供、また、施設からはリハビリテーションの成果などの情報提供という側面があると思われます。これらの情報量は決して少ないものではなく、また、質的にも相応のレベルを担保したものである必要から、しかるべき額の報酬が支払われる必要があります。

④現状でのリワーク施設の定員の合計数は多く見積もっても全

国で2100人程度であり、絶対数の不足は明らかでした。また、立地が都市部の商業地域に多いことは、一定数の参加者を集める必要があることと関連していると思われ、今後施設の収益構造を明らかにし、施設を開設し円滑な運営が行われていくような施策を展開し、更なる施設の増加を促していく必要があると思われます。

⑤実際の登録者を分析すると、気分（感情）障害が8割以上を占めていた一方、DSM-IV-TRによる双極Ⅱ型障害の可能性のあるものが3割弱であったとの結果は海外の文献とも一致した結果といえます。したがって、これらのリワークプログラムの対象者は単にうつ病だけではなく、双極Ⅱ型障害を中心とする双極性障害も必然的に利用の対象となってくることを示すものであり、双極性障害に対するリハビリテーションを確立していくことが緊急の課題です。

⑥うつ病などに特化したリワーク専門施設は全体の6割強でしたが、非専門施設と比較して利用規定や利用ステップがより構造化され、心理教育に力を入れており、より長期の病歴を持つ気分障害や不安障害の登録者が大多数を占めていました。これらの専門施設の治療構造を明らかにしていくことによって標準的な施設基準が得られると考えられます。専門施設に関しては人員基準や標準的なプログラムの提供、プログラム中の評価などについて定めた後に、診療報酬上で、新たな施設体系の設定、あるいはリワーク加算などを求めていきたいと考えています。

2章 うつ病リワークプログラムの経緯と背景

秋山 剛

はじめに

　筆者は、大学に所属していたときに、会社の嘱託精神科医をしていました。会社の診療室では、通常の外来と違って十分な面接時間がとれます。症状や現病歴だけでなく、性格・生活史・家族歴・職歴・学業以外のクラブなどの活動歴・教師などの権威的な立場にある人との対人関係などまで、詳細な情報を聴取してみました。本人はもちろん、上司や人事担当者、ときには家族まで呼んで合同面談を行い、いろいろなアドバイスをして「準備万端」というつもりで復職を指示しました。しかし、数人に1人は復職後早い時期に症状の再発が起きてしまい、これを防ぐことができませんでした。

　このため、筆者は「精神科医が、診察室の中で面接や指導をしても、それだけでは援助として不十分だ」と感じていました。そんなとき、1996年にNTT東日本関東病院（当時の関東逓信病院）に赴任して、五反田駅から歩いて15分の総合病院の精神科の中に、作業療法室が空いているのをみつけました。このとき、「会社に通う前に、病院に通ってもらったら、復職後の再発を防ぐ援助になるのではないか」と思ったのです。この素朴な思いつきが、リワークプログラムを始めたきっかけです。

1. 復職準備性

　病気のために自宅で静養している状況と、混雑した通勤電車に1〜2時間乗って職場に通い、「長期休職している間、周囲に迷惑をかけたな」とか「自分の病気をみんなはどう思っているだろうか」などと気兼ねしながら業務を行う状況では、スト

レスとして大きな差があります。自宅で静養しているときに精神症状がみられないことは、復職を目指すための出発点であってゴールではありません。

　身体疾患でも精神疾患でも、長期間の病気静養から普通の生活に戻るためには、リハビリテーションが必要です。精神疾患の場合、本人が自分の状態を認識しづらい面があり、復職をあせっている人は、すぐに「もう大丈夫です」と言います。この発言を聞いて、「仕事に対する意欲が出ている。もう復職させても大丈夫だ」と、医師が診断書を書いてしまえば、再発が起きるのは当然かもしれません。

　通勤や業務のストレスに耐えられるように、体調やそのほかの準備を整えることを、私は、「復職準備性」と呼んでいます。リワークプログラムは、復職準備性を改善するためのプログラムなのです。現在、復職準備性を評価するためのシートが開発され、リワークプログラムを受けないで復職した人、リワークプログラムを受けて復職した人の双方で、シートの点数が高い人の方が再発しにくかったという予測妥当性が確認されています[1][2]。

　復職準備性評価シートでは、現在の状態だけでなく、将来の再発予防についても評価するようになっています。精神疾患を発症すると、一般に病気になりやすさ「脆弱性」は高まると考えられます。復職すれば、以前と同じ職場ストレスに曝されますから、再発予防への備えがなければ、再発するのが当然とも言えます。復職する際の評価に、このシートを活用していただければと思います。

2. 病気と仕事：2つの側面

　通常、医療者は診療の相手について「患者」という立場しか考慮する必要がありません。「患者」は弱者であり、守るべき存在です。ところが、復職する患者は業務に従事します。やってもやらなくてもどうでもいいことが業務になっていることはありません。会社がお金を払って、やってもらわなければならないシリアスなことが、業務なのです。ですから、もし患者が業務をやらなければ、他の人がカバーしなければなりません。業務上でミスがあれば、同僚や客が被害をこうむります。つま

復職準備性

リワークプログラム

(1) 酒井佳永・秋山剛・土屋政雄・堀井清香・富永真己・田中克俊・西山寿子・住吉健一・河村代志也・鈴木淳平：復職準備性評価シート（Psychiatric Rework Readiness Scale）の評価者間信頼性，内的整合性，予測妥当性の検討．精神科治療学 27(5)：pp.655-667，2012．

(2) 堀井清香・酒井佳永・田川杏那・ピーター・バーニック・闘恵里子・秋山剛・立森久照：復職準備性評価スケール（Psychiatric Rework Readiness Scale）によるリワークプログラム参加者の就労継続の予測妥当性―就労継続に影響する要因―．精神神経学雑誌 121(6)：pp.445-456，2019．

り、「患者」といえども「社員」という立場に立つときは、他者に負担や損害を与えうる存在になるのです。

このことを、ポジティブな角度から見てみましょう。「患者」は、弱いところがあって医療従事者に保護されている存在です。しかし、患者が「社員」という地位に戻るとき、その人は、自分の能力を用いて業務をこなし、成果をアピールできる立場に立つのです。

社員に戻る患者は、自分の強いところや優れたところを活かして他の人の役に立つことを目指しますが、一方、無理をして体調を崩さないようにしなければなりません。病気と仕事という、ある意味で相反する二面性を、自己コントロールしながら乗り切るのはなかなか難しいことです。これをサポートするのが、リワークプログラムなのです。

3.復職の判断基準

一般的な復職の判断基準は
①精神症状がよくなっている
②職場で迷惑行為を起こさない
③予想される作業を行う能力がある
④予想される作業に従事しても、精神症状が再発しない
の4つです。

この基準で、①は、主治医が判断できます。②③は、以前一緒に働いていた上司に聞けば分かります。判断が困難なのは、④です。再発を繰り返しているケースでは、産業医や会社が復職の判断に非常に慎重になってしまうこともあります。こういった場合、復職の可否に関する判断が適切に行われるように情報を提供することも、リワークプログラムの目的の1つです。

4.早まった復職と会社の責任

会社は社員に対して、安全配慮義務（社員が業務のストレスに耐えられる健康状態にあることを確認する義務）を負っています。復職した社員が再発することは本人にとってもちろんマイナスですが、会社にとっては「健康管理が不適切だったのではないか？」と責められかねない重大事態なのです。主治医は「あなたがやりたいなら復職して、だめだったらすぐに休めば」

と、軽い感じで「復職可」の診断書を書いているかもしれません。ところが、再発は会社にとっては重大事なのです。

　再発が起きると、会社の方はまず「主治医が大丈夫だと言ったのに具合が悪くなった。この人はよほど病気が重いのだ」という風に考えます。その次に、「復職可」の診断書で患者が復職して再発することが繰り返されると、「あの先生の診断書は信用できない」「精神疾患は治らない」と考えるようになってしまいます。つまり、リワークプログラムで復職準備性を整えないまま「復職可」の診断書が出されると、本人や精神科医や精神疾患に対するネガティブな見方を強めてしまうのです。

5.「頑張るな」神話

　精神疾患やうつ病について、「頑張るな」というアドバイスがあります。このアドバイスは、半分しか正しくありません。精神疾患が急性期にあるときには、頑張ろうとすると症状が悪化するので、このアドバイスは正しいのです。しかし、病気が回復期からリハビリ期に入ってきて復職を目指そうという状況になれば、「生活のリズムを整える」「身体的活動性を上げる」「業務を遂行する能力を取り戻す」といった点について「頑張って努力する」ことが必要です。もし、こういった努力をしようと思っただけで状態が悪化するようであれば、当然のことながら復職できる状態ではありません。大切なのは、リワークプログラムを通じて、患者の改善の過程に応じた適切なアドバイスや援助を行うことです。分かりやすく言えば、「気をつけながら頑張りましょう」ということです。

6.情報の共有

　たとえば、精神科に入院していた患者が退院するとき、治療機関がすべての面倒をみられるわけではなくて、家族や地域で利用できる資源を活用することが必要です。一方、家族や地域の資源が有効に患者を援助するためには、治療機関の助言が必要です。会社にも、健康管理スタッフ・上司・人事などの援助資源があります。治療機関と会社における援助が、うまく連携することが大切なのです。

　有効な連携を行うための第一歩は、「情報の共有」です。本

人に関する情報を、本人の利益にならないことのために、同意を得ずに漏らせば「プライバシーの漏洩」であり、個人情報保護法違反にもなり得ますが、復職援助のための「情報の共有」はこれとはまったく異なります。復職する患者には、自分の病気が再発しないように、会社に配慮してもらいたいという「利益」があるのです。この利益を確保するために、患者の「同意」というより「依頼」に基づいて、情報を提供するわけです。ですから、リワークプログラムにおいて患者にどんな能力やどんな弱さがあるかを把握し、この情報を職場に提供することには大きな意味があります。

ところで、「患者に症状が残っているなど具合が悪い点があっても、それを会社に伝えると患者に不利になるから隠しておこう」と考える主治医がいます。では、患者の具合が悪いのに、それを隠して復職するとどんなことが起きるでしょう？　普通は、具合が悪くなります。そうすると、「4.早まった復職と会社の責任」(p.12) で述べたのと同じように、やはり本人や精神科医や精神疾患に対する、ネガティブな見方が強まってしまいます。逆に、患者の体調に関する懸念される点をきちんと職場に伝えておけば、職場は可能な配慮や協力はしてくれますし、万一、本人の症状が再発しても、いたずらにネガティブな見方が強まることにはなりません。

7.参加メンバーの支えあい

　会社で働いていて病気になった患者は、病気になったことへの引け目、発病時の業務ストレスへの恨みや怒り、職場へ迷惑をかけているという気兼ね、経済的な不安、家族への罪悪感などさまざまな心理的な葛藤に苦しんでいます。自分の同僚が、自分と同じ頃に病気になって、同じ頃に復職を目指すなどということは、まずないでしょう。だから、仲間がいないのです。誰が味方してくれるでしょう？　上司も悪い人ではないでしょうが、その上司の下で仕事をしていて、病気になったのも事実です。主治医も味方ですが、普通職場の状況はよく知らないでしょう。家族ももちろん味方ですが、休職が長びいていれば、心の中では「早く仕事に戻ってくれないか」とも思っているでしょう。こういう孤独な状況にある患者が、リワークプログラ

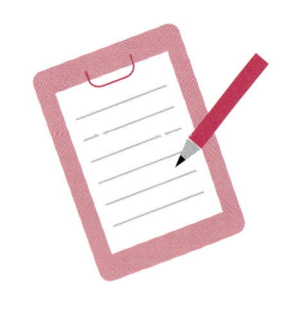

ムでは、復職という同じ目標を目指して、一緒に活動に取り組み支え合っています。同じように会社で辛い目にあいながら、「家族のために、もう一度給料を稼げるようになりたい」「自分の生きがい、やりがいを取り戻せないだろうか」と頑張っているのです。こういう仲間とのふれあいが、会社で働いていて病気になったことに関する苦しみや葛藤を、癒してくれるのです。

❽.自己認識への援助

復職を目指しているプロセスでは、作業能力について、普通、自分の評価と現実の作業能力にギャップがあります。復職を焦っていると、自己の状態の把握はさらに困難になり、「体調がよくなったから、すぐに職場に戻りたい」「遅れを取り戻さなくては」などと無理をしてしまいます。こんな状況で復職すれば、大きな再発リスクがあります。作業活動評価を行い、患者が自分の認識のズレを理解し、「自分の集中持続性はどの位なのか」「疲れは」「どのような場面でストレスを感じやすいか」「他の参加者との関係はどうだろうか」など、自分の状態、認知の歪みや性格傾向について振り返れるように援助します。また、体調一般についても、日常生活管理シートや気分と疲労のチェックリストなどを用いて、適切な把握、自己コントロールができるように援助します。

❾.状態改善と周囲との関係

復職する際に一番大きな障害になるのは、「生活のリズムを規則正しく維持できるか」ということです。リワークプログラムに参加することによって、通勤を想定した時間に起床し、規則正しく食事をし、ある程度活動的に日中を過ごし、起床時間に合わせて就寝するようなリズムが自然に導入されていきます。また、リワークプログラムを通じて、作業を行う能力もだんだんに改善していくでしょう。また、プログラムで対人関係上の問題が観察されれば、スタッフがアドバイスします。

一方、プログラムに通っていく姿をみて、家族もほっと安心するでしょう。リワークプログラムで努力していることを伝えれば、会社の健康管理スタッフや上司の評価も高まるでしょ

う。リワークプログラムを通じて節制や努力をすることは、本人の状態改善だけでなく、周囲との関係改善にも役立つのです。

10.スティグマの改善

> スティグマ

精神疾患については、偏ったネガティブな見方＝「スティグマ」があります。これを改善するには
①患者に触れ合う人達が、病気について正しい情報を共有する
②周囲が必要な援助を行い、患者がそれをうまく活用する
③患者が努力して自立している姿を周囲の人が目にする
ということが重要です。

リワークプログラムのスタッフが、本人の同意や依頼を得た上で職場に正しい情報を伝達し、職場が患者を支援し、患者がリワークプログラムで学んだことを活かしてこつこつ努力して職場で自立していく姿を周囲の人が目にすれば、スティグマを改善するための絶好の機会になるでしょう。このテキストで学んで、1人でも多くの医療従事者が、1人でも多くの患者の、よりよい復職の援助をしていただければと願っています。

3章 うつ病に関する心理教育

徳倉達也・尾崎紀夫

はじめに

　リワークプログラムを構成するプログラムの中で重要な位置を占めるものに、心理教育があります。復職後の再発予防がリワークプログラムの重要な目標の1つですが、再発予防のためには、心理教育によってうつ病を正しく理解し、再発の引き金になるストレスに適切に対処できるようになることが必要です。

　この章では、うつ病に対する心理教育について一般的な説明をした後、リワークプログラムの中で心理教育をどのように活用するのがよいかについて紹介します。

1. うつ病の心理教育

　心理教育は、「サイコエデュケーション」「患者教育」「家族教育」などとも呼ばれ、用語だけでなく概念もまだはっきりとは定まっていないところがあります。大島巌は「患者およびその家族に対して、病気の性質や治療法・対処方法など、療養生活に必要な正しい知識や情報を提供することが、治療、リハビリテーションに不可欠であるという前提で行われる心理的配慮を加えた教育援助的アプローチ」と定義しており、特に一般の心理療法との違いについて、「知識や情報の伝達による認知レベルへの働きかけを重視し、主体的な疾病の受容や良好な治療関係の形成、対処技能の向上などを促すこと」[1]を挙げています。それ以外にもさまざまな定義が提唱されていますが、共通しているのは、①知識や情報の伝達・共有を行い、②ストレスや症状への対処方法の学習や対人技能のトレーニングを行い、③医療者による心理的サポートを通して、患者およびその家族

心理教育

[1] 大島巌「心理教育」加藤正明ほか編『新版・精神医学事典』弘文堂, 1993.

の認知と行動に働きかけを行う、心理療法と教育との統合的なアプローチであるという点です。

　うつ病の心理教育を「うつ病という病気やその治療についての正しい情報を提供し、治療やリハビリテーションに患者自らが主体的に参加できるようにサポートを行っていくこと」と定義してもよいかもしれません。

　では、なぜリワークプログラムに心理教育が必要なのでしょうか。それは、うつ病やその治療に関して、患者さんが医療者の意図を十分に理解して納得していなければ、リワークプログラムを含むさまざまな治療がその効果をうまく発揮できないからです。たとえば、うつ病を「病気」でなく「甘え」「怠け」「性格の弱さ」と考える人も少なくありませんが、それでは「患者自らが治療へ主体的に参加する」という動きにつながりません。また、抗うつ薬を含めた薬物治療にあまりよいイメージを持っていない場合、「薬をこのまま続けるとやめられなくなるのでは」「副作用で身体がおかしくなってしまうのでは」といった心配から、治療を中断してしまう可能性も考えられます。治療の意義を理解して患者さん自らが主体的に治療に参加することを「アドヒアランス」と呼びますが、アドヒアランスが不良であると、うつ病の再燃や再発のリスクが高まることが知られています。リワークプログラムの重要な目標である再発予防を達成するためには、患者さんが病気に関する正しい知識を得て、アドヒアランスを高めることが大切です。

　リワークプログラムにおける心理教育の方法は今のところ定式化されておらず、施設によってまちまちですが、1対1での面談形式、または数人から10人程度で行う集団心理教育の形をとることが一般的です。集団で行う場合、「このような状況になっているのは自分だけではない」と、一人で抱えてきた孤立感を軽減する効果も期待できます。

　多くのリワークプログラムでは、患者さん本人を対象にしたプログラムが中心ですが、家族を対象にした心理教育を行うこともあります。家族の方が、「うつ病なんて怠けだ、気合で治すべきだ」「薬なんて飲まない方がいい」と捉えている場合もあり、そのような場合には、家族心理教育を行うことで偏見を解消し、患者さんへの対処技能の向上を図り、ひいては本人と

アドヒアランス

家族心理教育

家族それぞれの負担を軽減させることが可能になります。

2. リワークプログラムにおける心理教育の実際

実際に心理教育をどのように行うかですが、まずは、うつ病に関する知識と情報を講義形式のプログラムで伝達する方法が一般的です。もちろん認知行動療法やSST（Social Skills Training：社会生活技能訓練）を心理教育に組み合わせるなど、患者さん自身の能動性を重視したプログラムもあり、後で簡単に紹介しますが、ここでは講義形式で行うプログラムについて主として紹介します。

講義の進め方に特に決まりはありませんが、1回あたり40～50分で、全5回程度で行うことが一般的のようです。既存のパンフレットやビデオなどを教材として利用したり、自分たちで作ったスライドをプロジェクターで提示したりしながら講義を進めていきます。講師は、精神科医、薬剤師、看護師、作業療法士、臨床心理士（または公認心理師）、精神保健福祉士などの多職種の専門家で構成し、それぞれの立場から情報を提供します。講義に積極的に参加してもらうために、人数は数人から10人程度の小グループが適していると思われます。あまり人数が多くなると、質問がしづらくなって活発なディスカッションが生まれにくくなる可能性があります。

筆者らが関与しているリワークプログラムでは、1回あたり50分、全4回で行っており、第1回：オリエンテーション、第2回：うつ病について、第3回：薬物治療について、第4回：リハビリテーションと再発予防について、といった構成になっています。講師は、主に臨床心理士、看護師、精神保健福祉士が担当し、薬物治療の回は薬剤師が担当しています。講義の最後に患者さんから質問を受け、疑問に思ったことなどを必要に応じてグループ内でディスカッションしてもらいます。

成功させるコツは、分かりやすい平易な内容を心がけ、患者さんが納得いくように説明を行うことです。したがって、抽象的な話に終始せずに具体例を示したり、文字だけでなく図を用いて説明したりといった工夫が求められます。

リワークプログラム

3. 認知行動療法

認知行動療法では、ある状況に出くわしたときに生じる感情と行動が、その状況をどう捉えるかという認知の仕方によって影響を受けることに着目します。その上で、感情や行動に影響を及ぼしている極端な考え（歪んだ認知）が何であるかを特定し、それが現実的かどうかを検討し、より現実的で幅広い捉え方ができるように修正します。そうすることによって、不快な感情を軽減し、必要以上に落ち込んだり不安になったりしないことをめざします。

うつ病患者は、「否定的なものの捉え方」をしてしまうことが多いため、これを修正していきます。具体的には、「70点取れていても、100点でなければ0点と同じだ」という捉え方を、「30点マイナスだが70点はプラスだ」と修正したり、「Aが駄目なら、BもCも駄目だ」という捉え方に、「Aは駄目だが、Bはまあまあで Cはできている」といった変更を加えられるようにします。

認知行動療法は再発予防効果に優れていることが立証されているため、リワークプログラムに組み込むことで復職後の再発予防にも効果があると考えられます。手法の詳細については、本書では省略しますので、他の本を参照してください[2][3]。

4. SST（Social Skills Training：社会生活技能訓練）

挨拶や交渉、自己主張などの対人関係に関する基本的な技能のことを Social skills と呼びますが、この Social skills を訓練する技法を SST と呼びます。

うつ病患者は、「頼まれたことは断れない」「なかなか自分の意見が言えない」と、うまく自己主張できない対人関係に陥っていることも多く、たとえば「上司に無理な仕事を頼まれたけれど断れずに、仕事が非常に忙しくなってうつ病になってしまった」といったことも珍しくありません。

リワークプログラムでは、「無理な仕事を依頼してくる上司にうまく断りを入れる」「職場で辛くなったときに周囲に相談する」といったロールプレイを行うことで、うまく自己主張ができるようになるアサーショントレーニングの技法を活用したりします。

認知行動療法

(2) 秋山剛・大野裕監修／岡田佳詠・田島美幸・中村聡美著『さあ!はじめよう うつ病の集団認知行動療法』医学映像教育センター，2008.

(3) 伊藤絵美『認知療法・認知行動療法カウンセリング―初級ワークショップ―CBTカウンセリング』星和書店，2005.

SST（Social Skills Training：社会生活技能訓練）

アサーショントレーニング

5. リワークプログラムにおける心理教育の内容

ここからは、リワークプログラムで行う心理教育に取り入れるべき内容について、筆者らが実際に行っている例を交えて紹介します。

⑴ うつ病について

まず、今の不調は「うつ病」という病気によって引き起こされたものであり、「怠けている」と自分を責める必要はないことを伝えます。「自分の怠け」であると捉えている患者さんには、「やりたくないからやらない」のであれば「怠け」かもしれないが、「やりたいけれどもできない」ために苦しんでいるのであれば、それは「怠け」ではなく「うつ病」かもしれない、といった説明が効果的です。「憂うつになることは誰にでもあるので、これは病気ではなく自分の甘えだ」などと捉えている場合には、うつ病と健康なときの憂うつとの違いについて、**表1**のように説明します。つまり、健康なときには、物事の良くない点と良い点の両方を捉えることができますが、うつ病になってしまうと、物事の全てを否定的に捉えて考え方に柔軟性がなくなってしまいます。また、健康なときには、周囲の

表1 うつ病と、健康な時の憂うつとの比較

	うつ病	健康な時の憂うつ
日常生活	普段こなせていたことも大変で、日常生活がつらくて仕方ない	何とか日常生活が過ごせる
うつの持続	2週間以上毎日続き、後を引く	1日ないし数日以内
考え方、捉え方	全てを否定的に考え、柔軟性がない 周囲の意見・提案を受け入れず自分の捉え方にこだわる	ものごとの良くない点と良い点の両方が捉えられる 周囲の意見・提案を受け入れる
周囲からの援助	周囲の援助を受け入れず、一人で抱え込む	周囲の援助を受け入れる 援助が役に立つ
周囲との接触	会うと気疲れするので避ける	人に会って相談できる
良いことがあると…	良いことに思えない	良いことがあれば気分が改善
気晴らし	興味も持てず、楽しめない	気晴らしで気分転換できる
食事	好物もおいしく思えず、おいしいものが食べたいと思えない	おいしいと思え、おいしいものが食べたいと思う

意見や提案を受け入れることができますが、うつ病になると、周囲の意見や提案を受け入れることができずに、自分の捉え方にこだわるようになってしまいます。このように、否定的な捉え方を説明の中心に置き、その結果日常生活に破綻が生じている状態であると伝えます。

また、うつ病の頻度について、男性の約10人に1人、女性の約5人に1人が人生のうちで一度はうつ病にかかる、という具体的なデータを示すことで、「うつ病はまれな病気ではなく、誰にでもかかる可能性があり、うつ病に苦しんでいるのはあなただけではない」というメッセージを伝えます。

うつ病患者は身体の変化に対して過敏になり、「他に何か悪い病気にかかってしまったのでは」という不安を抱きやすいので、うつ病は「こころの病気」ではあるが、食欲が出ない、頭が痛い、疲れやすいといった身体の症状も起きやすいこと、そして、うつ病になると身体の変化にも敏感になりやすいことを説明します。

また、症状がよくなると自分の判断で治療をやめてしまう場合も多いので、うつ病の経過に関して、治療の初期には休養と服薬がとても大切であり、再発予防のために、症状がよくなってからも治療を勝手に中断しないことが肝要であることを確認しておきます。

さらに、うつ病だけでなく、躁うつ病（双極性障害、または双極性感情障害）に関しても少し触れておくと良いでしょう。今までうつ病と思われていたが実は躁うつ病だった、ということは意外に多く、一般の診療場面では明らかにならなかったけれど、リワークプログラムの活動に参加している中で軽躁あるいは躁状態がはっきりするということも少なからずあります（調査研究の結果、リワークプログラム登録者の14.8％が双極性感情障害の診断であったことが、1章p.7で示されています）。したがって、心理教育の中で躁うつ病についても触れて、現在うつ状態にあっても、過去に躁状態があった可能性をご自身にも考えてもらいます。もしうつ病ではなく躁うつ病であった場合には、うつ病とは違った対応が必要になります。薬物療法に関して言えば、躁うつ病の患者に抗うつ薬だけを用いていると、躁状態が引き起こされやすくなり、かつ、ラピッドサイク

躁うつ病

双極性感情障害

リング化といって、躁やうつが起こる周期が短くなっていくことが知られており、躁うつ病の場合には気分安定薬などの抗うつ薬とは異なる薬物が必要となります。また、リワークプログラム利用中に躁状態になってしまった場合には、気分が高揚して行動に歯止めが利かなくなるためにプログラムの進行が妨げられてしまいます。

躁状態になってからでは理解や同意を得ることが難しいので、躁状態になった場合にはプログラム利用を中断してもらうことがあることを、あらかじめ伝えておくことも必要でしょう（躁うつ病患者への対応については、7章p.93でも触れられています）。

(2) うつ病のメカニズムについて

うつ病のメカニズムについて、患者さん自身が納得しやすいうつ病の疾病モデルを呈示することで、治療への共通理解につなげます。筆者らは、「環境」と「脳」との関係を示しながら、うつ病患者の「否定的なものの見方」をキーポイントとして、図1を用いて以下のように説明しています。

①ストレスとなる出来事が複数生じているときに、周りのサポートを十分に受けられない環境が重なってしまいます。②そうすると、脳はすべての出来事を処理することができずに、うまく働かなくなります。③脳がうまく働かなくなると、物事の悪い面ばかりを見てしまうようになり、ものの見方が否定的になります。④否定的なものの見方によって、「周囲のサポートは役に立たない」と考え、一人で問題を抱え込んでしまうようになります。⑤そして、普段なら気にならなかったことまで「とても大変だ」と感じるようになり、ストレスが実際以上に大きく思えてしまいます。⑥以上の結果、このような悪循環が形成されてしまうのがうつ病なのです。

そして次に、どのように治療を行うかについて、「うつ病で生じている悪循環を断ち切ることが治療の鍵である」ということを、図1に吹き出しを追加した図2を用いて、以下のように説明しています。

①ストレスとなっている出来事を減らすために、物事の優先順位をつけ、②脳の働きを修復するために、「脳の休養と薬物

図1　うつ病における悪循環

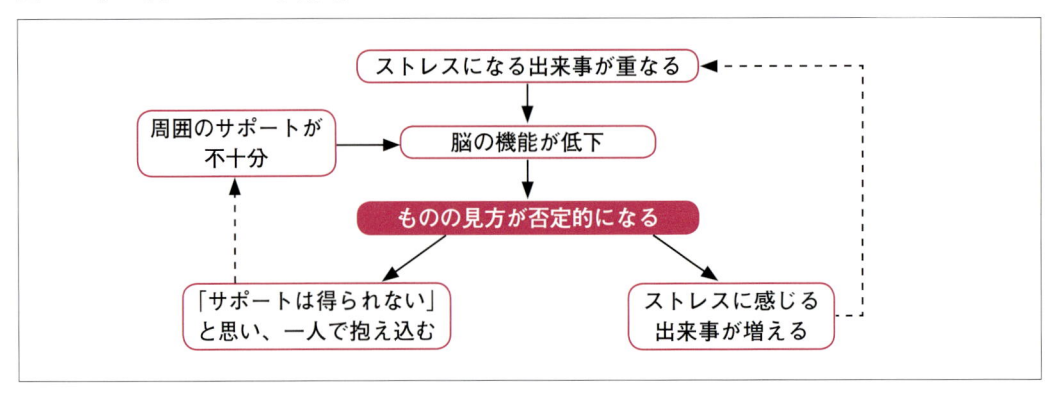

図2　うつ病における悪循環を断ち切るための治療

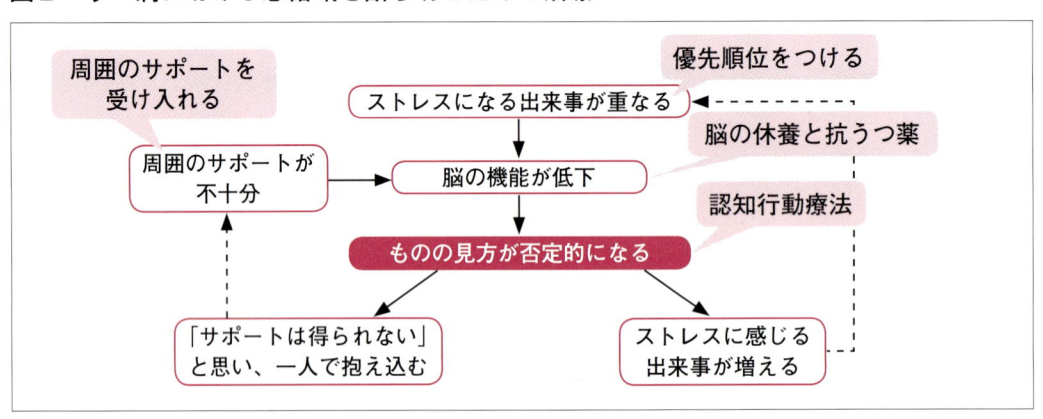

　治療」を行い、③否定的になっているものの捉え方を見直すために「認知行動療法（または認知療法）」を行い、④一人で抱え込んでしまわずに周囲のサポートを受け入れられるようにします。

　そして、治療中に、「極端な捉え方」に基づく大決断、つまり、離婚や退職、そして特に「自殺行為」は決してしないことを約束してもらいます。

　また、それぞれの項目について具体例を示していくと、より理解しやすくなります。

　「ストレスとなる出来事」の例としては、結婚や引越し、親族との決別といったライフイベントや、上司とのトラブルや夫婦間のトラブルといった人間関係の問題、配置転換や業務量の増加といった仕事上の問題などを挙げることができます。

　「否定的なものの見方」の代表例には、「全か無か思考」や

「極端な一般化」といったものが挙げられます。「全か無か思考」とは、「100点でなければ0点と同じで、70点では意味がない」「結果を出せなければ、してきたことはすべて無意味だ」といった、「白か黒かのどちらかしかない」という、灰色を認めない極端な考え方のことをいいます。「極端な一般化」は、「Aを失敗したら、BもCも失敗してしまうに違いない」という、やはり極端な捉え方をいいます。他には、「友達に挨拶をしても返事がなかった場合に、聞こえなかったのかな、とは考えずに、嫌われたかなと悪い方にばかり考えてしまう」といった「恣意的推論」や、「今回仕事がうまくいったのは、運がよかっただけで、自分の実力ではない」といった「過小評価」もありますが、いずれにしろ参加者が身近にイメージしやすい例を呈示するとよいでしょう。

「一人で抱え込む」例としては、「同僚に相談しても問題は解決しない」「病院に相談しても何も変わらない」「どうせ誰も分かってくれない」などを、「ストレスに感じる出来事が増える」という例では、「上司からの仕事上の指摘を、叱られたと感じてしまう」「友人からのアドバイスを、自分が否定されたと感じてしまう」などといったことを挙げることができます。

また、うつ病の急性期に休養が重要であることについては、「心のエネルギーが低下すると、今まで気にならなかったさまざまな葛藤が二次的に表面化してくるが、苦しい思いをしながらこの葛藤に対処するのでなく、まずは心のエネルギーを貯めることを最初の目標としましょう」といった説明を、やはり図示しながら行っています。

うつ病のメカニズムを説明するのに、「これが最良」という決まった方法はないので、上記の内容を踏まえながら、それぞれの施設のやり方に合わせて、うまく応用してもらうとよいでしょう。

(3) 薬物治療について

第一に、うつ病には薬物治療が有効であるということを伝えます。患者さんは「治るかどうかは自分の気持ち次第（あるいは置かれている状況次第）で、薬を飲んでも変わらない」と捉えていることも多いため、「これはうつ病という病気であり、

薬が効く」ということを強調します。前述の「うつ病は脳の機能が低下している状態」という説明に基づいて、「抗うつ薬には脳内の物質の機能を円滑にする作用があり、そういった働きによって脳の機能を改善していく」といった説明を行うことで、薬物治療を受け入れやすくなることもあります。

飲み始めても効果がすぐに実感できないと、「やっぱり薬は効かない」と早い段階で服薬を中断してしまうこともあります。効果が現れるまでには通常1～2週間はかかるので、根気よく服用を続けて欲しいということも伝えます。また、服薬初期の中断理由として、「副作用が出たので飲むのが苦痛になった」「どんどん薬が増えていくことに怖くなった」といったことも挙げられるため、「頭痛や吐き気などのある種の副作用は服薬初期に出現しやすく、また飲み続けるうちに消失することが多い」「少量から開始して、有効量まで徐々に増やしていく方法が一般的である」などと伝えることで、不安を少なくします。

症状がある程度よくなるとすぐに服薬を中断してしまうこともあります。「いずれうつ病はよくなるけれど、すぐに薬をやめると再発のリスクが高まるので、再発予防のためには服薬を続けることが大事である」、「調子が悪いときだけ服用するのではなく、よくなった状態を維持するためにも薬は重要である」などもあらかじめ確認しておきます。

また、口が渇く、便秘になる、昼間も眠くなる、尿が出にくくなる、立ち眩みがする、などといった抗うつ薬の一般的な副作用についても情報提供を行い、副作用が出たら薬の調整や切り替えを行うことも可能なので、服薬を中断してしまう前に必ず主治医に相談するように伝えます。薬物に関して「癖になる」「やめられなくなる」「性格が変わる」といった誤解を持っている場合もあるため、薬物治療に対する患者さんのイメージを聞き出し、適切な理解が得られるように説明します。

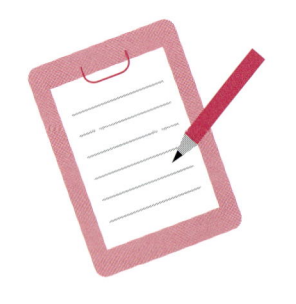

(4) うつ病の治療経過において大事なこと

うつ病の急性期には「励まし」や「気晴らし」は逆効果であることを、患者さんや周囲の人たちに理解してもらいます。急性期には、優先順位がつけられずにどう頑張ってよいか分から

ないので、励まされても空回りしてしまい、「励まし」が逆効果になってしまいます。また、ものの見方が否定的になっているために、「周囲の期待に応えられない自分は駄目な人間だ」と自分を責めてしまう結果、「気晴らし」も、「誘いを断ってはいけない」、さらに「嫌われないようにしなければ」と無理をして誘いに応じ、心身ともに疲弊してしまうといった結果になりがちです。

　以上の理由から、急性期の「励まし」や「気晴らし」には注意が必要ですが、回復期、つまりリワークプログラムなどのリハビリテーションを受ける段階においては、「励まし」や「気晴らし」が意味を持ってきます。「今何をすべきか」の優先順位をつけて、「これだけはやってみよう」と励まし、「できたこと」を評価します。そうすることで、「自分にもできるんだ」という肯定的な認知の回復が期待できます。そして、「次は何をするか」を確認して、少しずつ実行してもらいます。「気晴らし」も、「それが本当にしたいことなのか」を本人に確認してもらい、「できそうなこと」の半分だけをやってもらいます。そして、その後に「楽しさ」と同時に「疲れ」があることを実感してもらいます。

　また、治療経過が一直線ではないことを理解してもらうことも重要です。よくなってきた段階で少し症状が悪化すると、「また悪くなってしまった、このまま最初の状態まで悪化してしまうに違いない」と捉えてしまう場合も多いため、うつ病は直線的によくなるのではなく、「一進一退」「三寒四温」を繰り返しながら回復に向かうことを伝え、気分の波に振り回されないように心がけてもらいます。すなわち、よくなった時には、焦らずに少し抑え気味にするように心がけてもらい、悪くなったときには、一人でじたばたせずに「うつ」から抜けるのを待ってもらいます。気分の波が大きい躁うつ病の場合には、気分の波に振り回されないことの重要性を特に強調します。また、患者さん自身だけではこのような経過を正しく評価できないことも多いため、家族や周囲の評価も参考にするように伝えます。また、経過の波については、女性の場合、月経の周期による気分の変動を認めることがあるので注意を要します。変動のパターンとしては、月経前になると気分が落ち込んで、月経が

励まし

気晴らし

月経

図3　うつ病の症状が軽快する順番

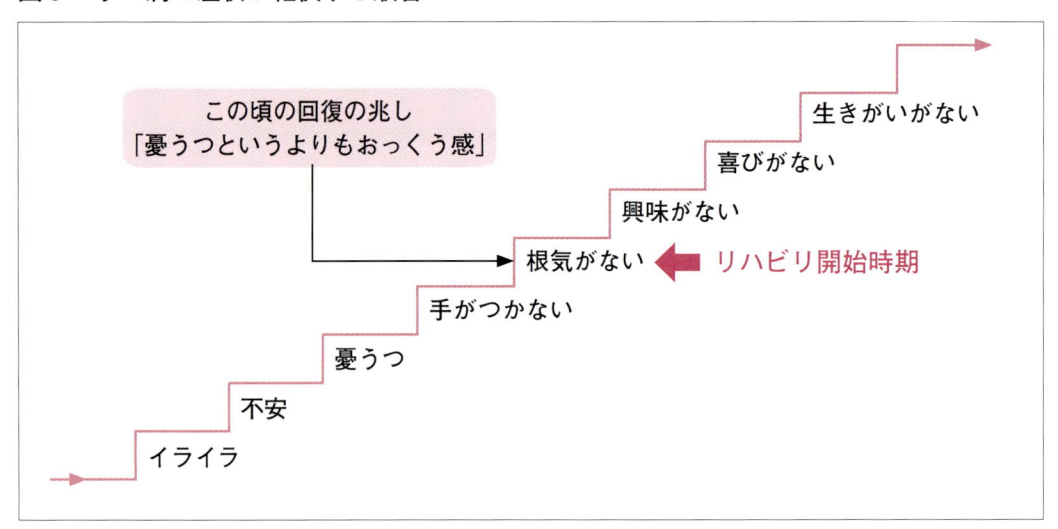

```
              この頃の回復の兆し
            「憂うつというよりもおっくう感」
                                                    生きがいがない
                                              喜びがない
                                          興味がない
                                    根気がない  ← リハビリ開始時期
                              手がつかない
                        憂うつ
                  不安
            イライラ
```

出典）笠原嘉：気分障害の小精神療法もしくはサイコエデュケーション．精神科13(3)：pp.178-183，2008．

始まる頃に気分が軽くなることが多いのですが、このような場合には、うつ病が悪くなったわけではなく、月経の周期が影響している可能性があるということを説明します。

　リワークプログラムを含むリハビリテーションの導入に関しては、「復帰のために早く始めなければ」と焦っていることも多いので、「いつ頃からリハビリを開始するのがよいか」について、うつ病の症状が軽快する順番を図3のように示しながら、「憂うつな気持ちが消えてきて、おっくう感が主な症状になってきたあたりが開始時期の目安である」と説明します。

(5)リワークプログラムについての説明

　リワークプログラムの内容や意義について説明し、患者さんとスタッフが共通理解を持って実行する必要があります。「もう自分は元気なのだから、リハビリをするくらいなら早く復帰がしたい」と焦っている場合も多いため、患者さんとの共通理解が重要です（プログラムの意義や内容については、4章（p.34〜）で詳しく触れられています）。

　プログラムの意義については、「生活リズムの乱れ、作業能力の回復不十分、対人ストレスなどの要素が重なると、復職後に再発してしまう可能性が高くなってしまうので、生活リズムを整えて、作業能力を十分に回復させ、また対人ストレスへの

図4　リワークプログラムの狙い

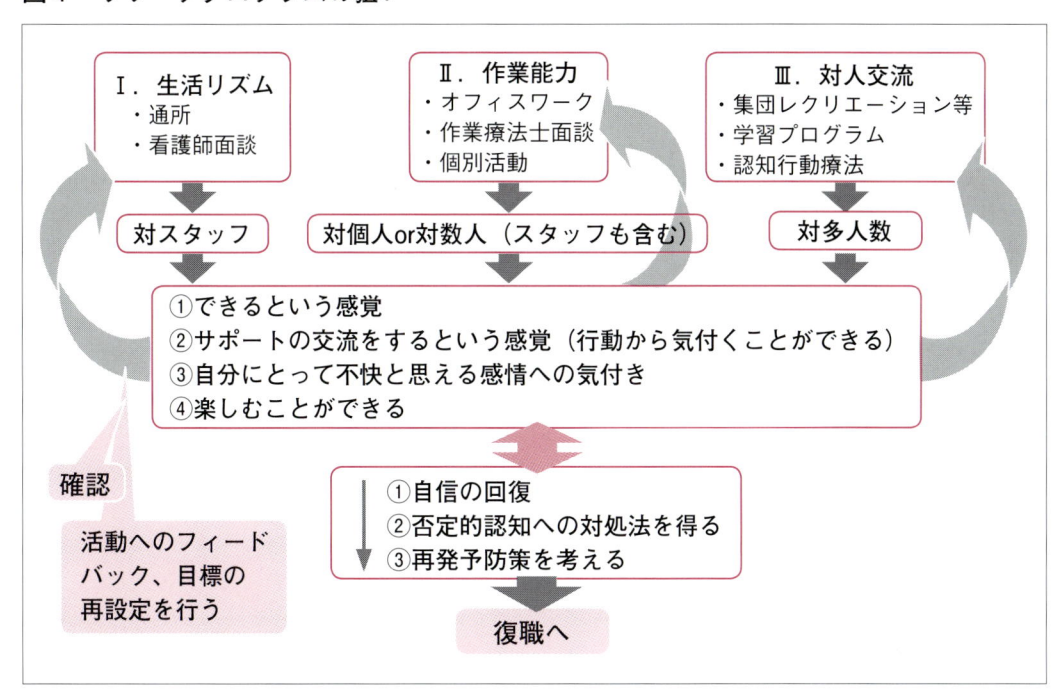

```
┌─────────────────────────────────────────────────────────────┐
│  ┌──────────────┐  ┌──────────────┐  ┌──────────────┐      │
│  │Ⅰ．生活リズム │  │Ⅱ．作業能力  │  │Ⅲ．対人交流  │      │
│  │・通所        │  │・オフィスワーク│ │・集団レクリエーション等│
│  │・看護師面談  │  │・作業療法士面談│ │・学習プログラム│     │
│  │              │  │・個別活動    │  │・認知行動療法│      │
│  └──────┬───────┘  └──────┬───────┘  └──────┬───────┘      │
│         ↓                  ↓                  ↓              │
│   ┌──────────┐  ┌──────────────────────┐  ┌──────────┐    │
│   │ 対スタッフ│  │対個人or対数人（スタッフも含む）│ │対多人数 │ │
│   └──────┬───┘  └──────────┬───────────┘  └────┬─────┘    │
│          ↓                 ↓                    ↓            │
│   ┌─────────────────────────────────────────────────┐      │
│   │ ①できるという感覚                               │      │
│   │ ②サポートの交流をするという感覚（行動から気付くことができる）│
│   │ ③自分にとって不快と思える感情への気付き         │      │
│   │ ④楽しむことができる                             │      │
│   └─────────────────────────────────────────────────┘      │
│                                 ⇅                           │
│  【確認】                ┌───────────────────────┐         │
│  活動へのフィード        │ ①自信の回復          │         │
│  バック、目標の          │ ②否定的認知への対処法を得る│    │
│  再設定を行う            │ ③再発予防策を考える  │         │
│                          └──────────┬────────────┘         │
│                                     ↓                       │
│                                 【復職へ】                  │
└─────────────────────────────────────────────────────────────┘
```

対処法について学習していくことで、再発予防の取り組みも行っていくプログラムである」といった説明をするとよいでしょう。

　具体的なプログラムの内容についても、復職のために、それぞれのプログラムが以下のような意義を持っていることを説明します。このような説明を行う際に、筆者らは図4を用いています。

- **定期的な通所**：自宅療養では生活リズムが乱れて昼夜逆転してしまいがちなので、定期的に通所をすることで生活リズムを整えていく。
- **スタッフとの面談**：現在の状態を確認するだけでなく、優先順位をつける練習や、達成可能な目標を立てて段階をつけて考える練習になる。またこれによって、自分で考えた計画を他者と一緒に検討する、つまり「他人のサポートを受ける」練習にもなる。
- **オフィスワーク**：復職に向けて作業能力や集中力を回復させ、維持させていく。これによって、「できる」という感覚の回復を図る。

- **個別活動**：物を作り終えることによって達成感を得ることを狙いとする。また、興味や関心を持って何かを楽しむ体験をすることで、「気晴らし」ができるようになっていること、つまり病気がよくなっていることを実感してもらう。
- **集団レクリエーション、スポーツ、ミーティング**：集団内での対人交流を行うことで、他人の話を聞く練習、他人に自分の考えを伝える練習、集団で過ごすことに慣れる練習を行う。また、お互いにサポートしあうことで、サポートを受ける経験や、他の人をサポートしたことが相手に役立つという経験を得ることもできる。うつ病患者は困ったときにも一人で抱え込みやすい傾向があるため、サポートを受ける練習をリワークプログラムの中で行っておくことが大切である。さらに、否定的な捉え方から「自分は役に立っていないのでは」と考えやすいため、他の参加者をサポートすることで「自分が役に立つ」という経験を積んで、否定的な捉え方の修正を図る。
- **心理教育**：うつ病についての理解を深めて、病気の自己管理能力を高める。
- **認知行動療法（または認知療法）**：うつ病になりやすい捉え方のパターンを再認識して、より適切な捉え方ができるようにする。

職場復帰

(6) **職場復帰に関して**

職場復帰に関しても伝えておくべき大事なことがいくつかあります。

まずは、別の職場ではなく元の職場に戻ることが原則であるということです。なぜなら、「この職場は自分には合わなかった」「この職場では仕事ができなかった」という考えは、「極端な捉え方」に基づいている場合が多く、元の職場に戻ることで、「この職場には苦手なところもあるが、自分なりにできる部分もある」と、否定的な認知を修正できることが望ましいからです。また、元の職場と異なる新しい職場に復帰する場合、その職種やそこでの人間関係への適応にはある程度の負荷があり、それが本人にとって望ましいものなのかどうかは不明です。さらには、元の職場を避ける形での復職は、「この職場が

原因でうつ病が発症した」というレッテル貼りを生じさせ、元の職場の評判を低下させるだけでなく、元の職場の人と本人の人間関係を悪化させてしまうこともあります。したがって、元の職場に復帰することが原則ですが、復帰する際には、仕事量や仕事内容の調整、サポート体制の見直しなどといった環境調整を必要に応じて行ってもらうことが重要です。一方、配置転換を考慮しなければならない例外的な状況としては、人事配置上の明らかな問題、セクシャルハラスメントなど人間関係上の明らかな問題、職場全体が疲弊して本人をサポートできない、単身赴任者のために家族のサポートが得られない、などといった状況が挙げられます。

　また、「復帰当初にはおっくう感があるけれど、それは次第に軽減していく」ということも予告しておきます。「最初から100％できなければいけない」「休職していた分を早く取り戻さなければいけない」と焦らずに、「会社にきちんと行けること」「職場の状況が分かること」が先決であり、「半年間程度かけて徐々に元の状態まで回復していく」「逆転満塁ホームランは狙わずにこつこつとバントを重ねていく」くらいの姿勢が大切であることも確認しておきます。何らかの就労制限を伴う場合には、「骨折の際のギプスと一緒で、うっとうしく思えるが、やり過ぎを防ぐためには必要である」といったことも伝えます。

　復帰した途端に服薬や通院が不規則になったり、さらには治療を中断してしまったりすることもあるため、復帰後も服薬や通院の継続が必要であることは復職前に本人に再確認しておき、家族や職場にも知らせておくことが望ましいでしょう。もし仕事に支障を来たすような薬の副作用があるなら、自己判断で中断してしまうのではなく、副作用があって困っていることを主治医にきちんと伝えてもらうようにします。

　また、復職する前に、「発症前後の状況」についても確認しておきます。具体的には、優先順位をつけなかった結果としてストレスとなる「ひきがね」が重なっていなかったかどうか、周囲のサポートを得ずに一人で抱え込んでしまっていなかったかどうか、といったことを振り返ってもらいます。患者さんの自覚が得られた場合には対処方法についても考えてもらい、優先順位をつける、周囲のサポートを得て一人で抱え込まないよ

うにする、調子が悪くなった際には医療の援助を早めに受ける、などといった方法を念頭に置いてもらうようにします。たとえば、「仕事が忙しくなった結果、休日に仕事を家に持ち帰るようになった」といった事態が生じていたようなら、「仕事を家に持ち帰らなければいけない状況になった時には、仕事量について上司に相談する」といった対処行動がとれるようにしていきます。また、その人自身の病気の悪化時に出現しやすい症状についても認識してもらうようにします。たとえば、不眠や食欲不振などの症状が発症早期に出現したようであれば、今後も、そのような症状が出現した際にはその人にとって要注意のサインであると捉えてもらいます。

6. 症例

リワークプログラムで行った心理教育が、復職後の再発予防に大きな意味を持ったと思われる例を紹介します。

●30歳代男性・技術職

トラブル管理などの責任の重い仕事を任され、どんどん多忙になったことをきっかけにうつ病を発症しました。

通院治療によって症状の改善を認め、憂うつ感が消えておっくう感が主体になった段階でリワークプログラムに導入しました。開始当初は、「早く復帰しなければ会社に迷惑がかかってしまう」「もっとしっかり頑張らなければ」といった焦りが見られ、プログラムも何事もなくこなしているように装っていましたが、スタッフとの面談の中で、実は帰宅するとぐったり疲れてしまっているということが語られました。そこで、「デイケアで疲れを溜めないような過ごし方ができるようになる」ことを課題に決めて、無理はしないこと、疲れが溜まったときにはスタッフに相談することを心がけてもらいました。そして、心理教育プログラムを行い、うつ病についての理解も深めてもらいました。その結果、だんだんと焦りが取れていき、「家族や周囲に助けてもらいながらゆっくりと復職したい」「無理をしてまた調子を崩してしまったら元も子もない」と捉えられるようになりました。また、プログラムで全力を使い切ってしまわずに一日を終えることができるようになり、翌日まで疲れを

残さなくなりました。その後、約3ヵ月間でリワークプログラムを修了して短時間勤務から復職することができました。

　復帰後半年が経過した時点で、発症前後の状況を振り返って以下のように語っていました。

　「自分の仕事の容量をバケツにたとえると、休職前には、仕事をどんどん引き受けて水（仕事）がバケツに溢れていました。復帰後は、少し小さめのバケツを意識して、それが溢れないように自分でコントロールすることを心がけるようになりました。また、上司や同僚にも自分の今の状態を伝えて、バケツが溢れてしまわないように周囲に協力をお願いできるようになりました。おかげで、今のところ仕事も順調に行っています。」

　この内容が、筆者にはとても印象的でした。

　その後、通常勤務の形態に戻りましたが、うつ病を再発せずに元気に仕事を続けられています。

おわりに

　本章では、リワークプログラムの中で心理教育をどのようにして行うかについて紹介してきました。参加者にリワークプログラムを十分に活用してもらい、復職後の再発を予防するためには、心理教育が重要な鍵になります。リワークプログラムを始めるにあたっては、各施設で行う心理教育の方法や内容について、しっかりと吟味していただきたいと思います。

　今後、リワークプログラムにおける心理教育の基本的な方法が標準化された上で、各施設の工夫が加えられていくことを期待しています。

4章 プログラム作成のポイント

有馬秀晃

はじめに

この章ではリワークプログラムとは何か、またリワークプログラム作成のポイントはどこかについて、簡単にではありますが、包括的に触れてみたいと思います。うつ病リワーク研究会（代表世話人：メディカルケア虎ノ門院長・五十嵐良雄医師）には2009年5月12日現在、68医療機関（うち、正会員48医療機関）が加盟しています。このなかにはすでにリワークプログラムを始めて5年以上経つところもあれば、これから始めることを検討しているところもあります。今回はこれらのうち、リワークプログラムを実践して5～10年以上経ち、企業、EAPや産業保健スタッフからの認知度がすでに高く、復職社員を多く出してきた実績のある医療機関を参考にして話を進めます。

2008年9月20日、第13回日本デイケア学会分科会が東京・池袋で開催されました。筆者も「うつ病を対象としたデイケアにおける復職に役立つプログラム」と題するシンポジウムに参加しました。シンポジウム当日は、品川駅前メンタルクリニック、メディカルケア虎ノ門、さっぽろ駅前クリニックおよび横浜ストレスケアクリニックの4つの医療機関の代表者が、各医療機関が行っている「復職に役立つプログラム」について発表しました。このシンポジウムに対する出席者の関心は非常に高く、会場に詰めかけたたくさんの聴講者も交えて活発な意見交換ができました。このシンポジウムで、各施設におけるうつ病リワークプログラムの共通点と相違点の両方がとてもよく分かりました。確認できたことは、リワークプログラムの核となる部分は各医療機関で共通の目的を持った標準的なものが作成されており、その一方で、相違がある部分は各施設の特徴（たと

リワークプログラム

EAP
Employee Assistance Program（従業員援助プログラム）の略。職場のメンタルヘルスサービス、およびそれを提供する組織。

えば立地条件、地域性、患者さんの年齢層や職業など）が考慮されたものであったということです。つまりリワークプログラムとは、どのような労働者に対しても働く上で必ず改善させておきたい要素、たとえば毎日安全に通勤ができることや、1日7.5時間集中して労働ができて疲れを残さず次の日も出勤できることなどを目指す幹の部分（コア・プログラム）と、その施設の特徴を考慮した枝葉の部分（カスタマイズ・プログラム）からなると考えられます。

1. うつ病リワークプログラムとは

あらためて、うつ病リワークプログラムの概念とはどのように定義されるべきでしょうか。すでに成果をあげているうつ病リワークプログラムを持つ医療機関のスタッフらの考え方を集約すると、

(1)「在職の社会人の方で過重労働や職場のストレスにより疲弊してうつ病・うつ状態となった方々を対象とした社会適応改善のための集団プログラム」である（集団療法）　　　　　　　　　集団療法

(2)「病気は癒えたけれども働くにはまだ足りない状態——その隙間を埋め、復職準備性を高めるためのプログラム」である（復職準備）　　　　　　　　　復職準備

(3)さらには「復職がゴールなのではなく、復職後に再発予防のセルフケアができるような人間的成長を促すための心理社会教育プログラム」である（セルフケア・再発防止）　　　　　　　　　セルフケア・再発防止

の3つの要素からなると考えられます。

(1)については、必ずしも「在職」であることを条件としていないリワークプログラムもあります。実際、さっぽろ駅前クリニックではプログラム参加条件を

①休職中（在職）で復職を希望している人
②離職後1年を経過していない人で、再就職を6ヵ月以内に目指している人

としています。

2. 国のガイドライン

リワークプログラムを作成する際、とくに前述のコア・プログラムの作成においては、国のガイドラインを参考にしたなる

事業場における労働者の心の健康づくりのための指針

べくオーソドックスなものを心がけるのがよいと思われます。

　職場のメンタルヘルス対策がますます重要となっている事態に対して、政府は2000（平成12）年に「事業場における労働者の心の健康づくりのための指針」（平成12年8月9日付け基発）を発表しました。職場のメンタルヘルスに関して、「こういう対策をとるのがよい」という初めての指針です。それ以前にも、「事業場における労働者の健康保持増進のための指針」（昭和63年公示、平成9年改正）のなかで、メンタルヘルスケアという言葉だけは出てきていましたが、具体的な対策を示すものではありませんでした。そういう意味で、メンタルヘルスのためだけの単独のガイドラインということで、画期的な指針だったのです。このガイドラインの中で「4つのケア」というキーワードが使われています。すなわち、
①セルフケア
②ラインによるケア
③事業場内産業保健スタッフ等によるケア
④事業場外資源によるケア
の4つです。

　このガイドラインは次のようなことを示唆しています。まず、健康管理の基本は「セルフケア」であることを社員一人一人が自覚すべきと促しています。疲れたら休息をとり、食事や睡眠を十分にとり、適度に気分転換をしてストレスをためないように努める。健康診断やストレスチェックもしっかりと受ける。調子がおかしいと自覚した場合は、きちんと相談する。次に、セルフケアを補完する役割として「ラインによるケア」の重要性が強調されています。管理監督者である上司が部下の様子を普段から観察し、いつもと違う行動や不調に気づいたら、自ら相談に乗ったり専門家に相談してみるよう促したりする。「事業場内スタッフ（保健師、カウンセラー、産業医）によるケア」や「事業場外スタッフ（心療内科医、精神科医等）によるケア」へすみやかにつなげる。つまりこのガイドラインの目指すところは、治療は精神科、心療内科の専門家に委ねるにしても、そこに至るまでのサポートや復帰後の職務遂行能力回復は職場がシステムとして担うべきもので、日頃から一次予防（メンタルヘルス不調者を出さない）、二次予防（早期発見、早

期のケア）、三次予防（リハビリ、職務遂行能力の回復）に努めるということにあります。さらに、個別事例への対応だけではなく、事業場全体のシステムとしての解決を重視し、専門家まかせではなく、事業場の全員が役割をもって積極的に取り組む必要性が強調されています。

　このうち医療機関が担うべきものは主に４つめの「事業場外資源によるケア」にあたります。医療機関が患者さんの治療に携わることは当然の役割ですが、リワークプログラムは１つめの「セルフケア」能力の向上にも大きな役割を果たせると筆者は考えています。なぜならば患者さんが復職した後、再発を防止するためには「セルフケア」の仕方、たとえば疲労の解消法、熟睡するためのコツ、適切な運動・食生活、自分の気持ちの整理の仕方、ストレスの解消法、相談の仕方、対人関係の築き方などをしっかり身につけてもらうことが大切だからです。リワークプログラムを通じて患者さんたちと１日接していると、いろいろなことが観察できるので、一人一人の特徴が非常によく見えてきます。リワークプログラムのスタッフは、「セルフケア」の指導をするには打ってつけの位置にいます。この考え方を反映したものが、リワークプログラムの３つめの構成要素である「復職がゴールなのではなく、復職後に再発予防のセルフケアができるような人間的成長を促すための心理社会教育プログラム」というものです。この点については、３章で詳しく触れられています。

　次に、また別のナショナルガイドラインを取りあげます。「心の健康問題により休業した労働者の職場復帰支援の手引き」（平成16年10月14日労働基準局安全衛生部労働衛生課）によれば、復職支援の流れは図１のようにモデル化されています。このなかで、臨床医の立場としても産業医の立場としても悩ましい部分が「〈第２ステップ〉主治医による復職可能性の判断」の部分です。主治医はいったい何を根拠に「復職可能」という診断書を書くことができるのでしょうか。主治医が患者さんの臨床症状や心理検査の結果、そして患者さん本人の復職の意欲を十分に確認して、「よしこれで大丈夫」と考えて復職可能診断書を書いたものの、復職した途端にまたすぐに休み始めてしまったという例をよく聞きます。そのため、産業医や企業の側

心の健康問題により休業した労働者の職場復帰支援の手引き

図1 復職支援の流れ

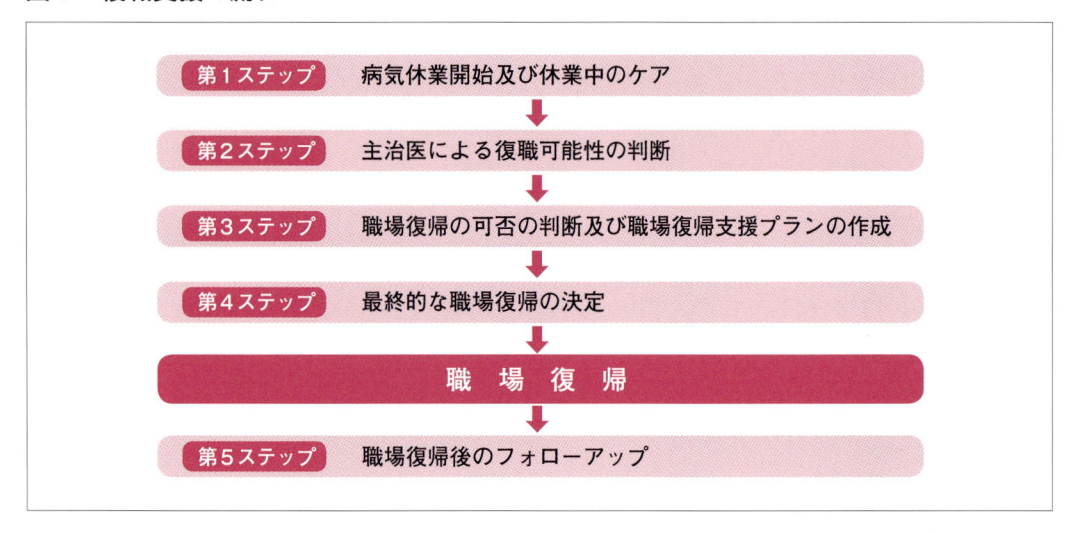

第1ステップ	病気休業開始及び休業中のケア
第2ステップ	主治医による復職可能性の判断
第3ステップ	職場復帰の可否の判断及び職場復帰支援プランの作成
第4ステップ	最終的な職場復帰の決定
	職場復帰
第5ステップ	職場復帰後のフォローアップ

出典）心の健康問題により休業した労働者の職場復帰支援の手引き（平成16年10月14日労働基準局安全衛生部労働衛生課）

では「主治医診断書の復職可能という判断をどこまで信用していいのか」と懐疑的に捉える傾向が強まっています。筆者は、主治医が保証できるのは「病状が回復・安定し、最低限の日常生活は問題なく送れる状態にある」というところまでで、「復職して問題なく就労できるかどうか」は判断不可能であると考えます。なぜならば、診察中に患者さんへの問診から得られる所見だけでは、復職可能（かつ就労が継続できる）という根拠は見出せないからです。また、主治医の立場では、患者さんが復職して戻った際の作業環境、内部組織構成、就業規則および制度などをきちんとは把握できないことが多く、復職後の経過を事前に予測することがきわめて困難だからです。

その解決策として筆者が提案したいのが、〈第2ステップ〉を「主治医による復職可能性の判断」から「リワークプログラムによる復職準備性の評価」と置き換えることです。リワークプログラムでは1日中患者さんを観察することが可能なので、診察だけでは医師が見逃しがちな点を補うことができ、得られる情報も圧倒的に多いのです。リワークプログラムでの評価をもって「〈第3ステップ〉職場復帰の可否の判断及び職場復帰支援プランの作成」につなげられれば、企業側にも大きなメリットがあります。

実際、国はこのガイドラインを平成21年3月23日付けで改訂しました（照会先：労働基準局安全衛生部労働衛生課健康班）。その叩き台として平成20年度に出された、「心の健康問題により休業した労働者の職場復帰支援のための方法などに関する検討委員会報告書」および「同手引き（平成21年3月改訂版）」のなかで内容の見直しについて触れられており、たとえば「主治医の観点と事業者が求める観点が異なる」という指摘や、「公的または民間の事業場外資源について活用を図ったり休業中の労働者等へ情報提供することなども有効」という見解が記載されています。このような動きにより、国の取り組みと当研究会のリワークプログラム活動がますます連動していくと期待されます。

3.対象となる患者さん

うつ病リワークプログラムでは、原則としてICD-10またはDSM-Ⅳの診断基準で気分（感情）障害の診断群に入る方が対象となります。併存疾患として不安障害を伴う方もリワークの対象として認められます。一方で、うつ病リワークプログラムへの導入を慎重に考えなければならない診断群としては、

①気分（感情）障害でも精神病症状（関係念慮や妄想）が確認される例
②気分（感情）障害でも躁病や双極性障害（Ⅰ型）が疑われる例
③統合失調症の可能性を否定できない例
④パーソナリティ障害が疑われる例
⑤アルコール依存症の併発例

などが挙げられます。

うつ病リワークプログラムでは、精神病症状（関係念慮や妄想）を強く伴い、さらに病識を欠くような例は、プログラム導入を慎重に考えざるを得ません。なぜならば、このような患者さんは自覚がないままにほかの参加者やスタッフに対して被害念慮・妄想を抱きやすく、その念慮・妄想を修正することが困難だからです。その結果、集団プログラムのなかに入ることで患者さんの病状がかえって悪化する危険性が高く、安全性の確保も困難になります。したがって、このような患者さんの場合、プログラムへ導入する前に精神療法と薬物療法をしっかり

と行い、精神病症状の消失と安全性を十分に確認する必要があると考えます。

躁病や双極性障害（Ⅰ型）の場合は、うつ症状ではなく躁状態が前景に立っている病態のため、うつ病リワークプログラムで試みている治療内容には不向きです。パーソナリティ障害が疑われる方の場合、自傷行為や他人を巻き込んで集団を撹乱するような問題行動が発生してリワークプログラムの秩序が保たれなくなる危険性があります。この場合は、プログラムへ導入するにあたり、参加に関するルールの説明を十分に行い、ルールを逸脱した行動が目立つときはプログラム参加を中止する旨を事前に説明して同意を得ることが必要です。アルコール依存症の場合は、まずアルコール依存症に対する治療・デイケアプログラムを受けることが必要です。

統合失調症の方の場合は一般に作業遂行能力が低いことが多いため、回復期のうつ病患者さんと同じプログラムをこなすのが難しく、また、心理社会教育プログラムにおいて内省を促されたとき、妄想症状が誘発されてかえって病状が重くなる危険性もあります。

一般に、精神科医が臨床上見落としやすい二大疾患として双極性障害（Ⅱ型）とアルコール依存症が挙げられます。うつ病リワークプログラムにおいても、これらの疾患の存在に気づかずにリワークへ導入した後、リワークプログラムの場でよく観察したところ、通常のうつ病とは異なるこれらの病圏が前景に立ってくる場合があります。このようなときはどう対処すべきでしょうか。品川駅前メンタルクリニックでは、次のように対応しています。双極性障害（Ⅱ型）の場合は、治療の経過がよく、軽躁化したとしてもすみやかに介入・修正ができ、さらに他の参加者から受け入れられていることを条件に、プログラムを継続します。残念ながらそうではない場合は、プログラムから外れていただきます。軽躁化している状態では、自らの正当性を声高に主張し、集団をはなはだしく乱し、場合によってはトラブルとなることも予想されます。その対策として、デイケア導入面接時に通所中断となる場合の条件を書面で説明して同意を得ることにしています。

アルコール依存症の場合は、例外なく他の専門施設へ転院し

ていただくことにしています。その方が、本人の問題をより早く適切に解決できると考えているからです。また、本来は広汎性発達障害（アスペルガー障害または症候群など）の診断がつく例なのに、二次障害としてのうつ状態が前景に立っているためうつ病リワークプログラムへ導入となるケースが時々あります。この場合は、軽症で他の参加者とのコミュニケーションが保たれ、衝動性が抑えられている場合はプログラムを継続し、そうでない場合は他の専門施設を紹介することにしています。アクシデントが発生した時の対応については、7章で詳しく述べられています。

4.病状経過とリワークプログラム導入の時期

それでは患者さんをリワークプログラムに導入するタイミングはいつ頃がよいのでしょうか。すでに成果をあげているうつ病リワークプログラムを持つ医療機関で行われている例をみると、

①病状の回復レベルは寛解期以降で持続治療期（**表1、図2**）にある

②社会適応レベルは、「抑うつ症状などはあってもごく軽微で安定している状態。夜は安眠できて（PM11：00就寝）、朝起きられ（AM7：00起床）、午前中から家事をしたり散歩をしたりなどの活動ができ、電車に乗って出かけても人ごみ

表1　病状経過とデイケア導入の時期

	到達目標	治療・デイケア
急性期	症状を軽減して、まず「安心・安眠」ができること。	デイケア導入には時期尚早。薬物療法のうえ、自宅療養。
持続治療（安定期）	規則正しい日常生活が送れ、継続できる。	デイケアプログラムを導入。徐々に日数を増やして、社会適応レベルを向上させる。
維持療法期	再発予防を心がけ、すみやかにセルフケアができる。	復職の時期。復職後は土曜日のデイケア・ショートケアにしばらく参加して、再発予防に努める。

図2　寛解・回復

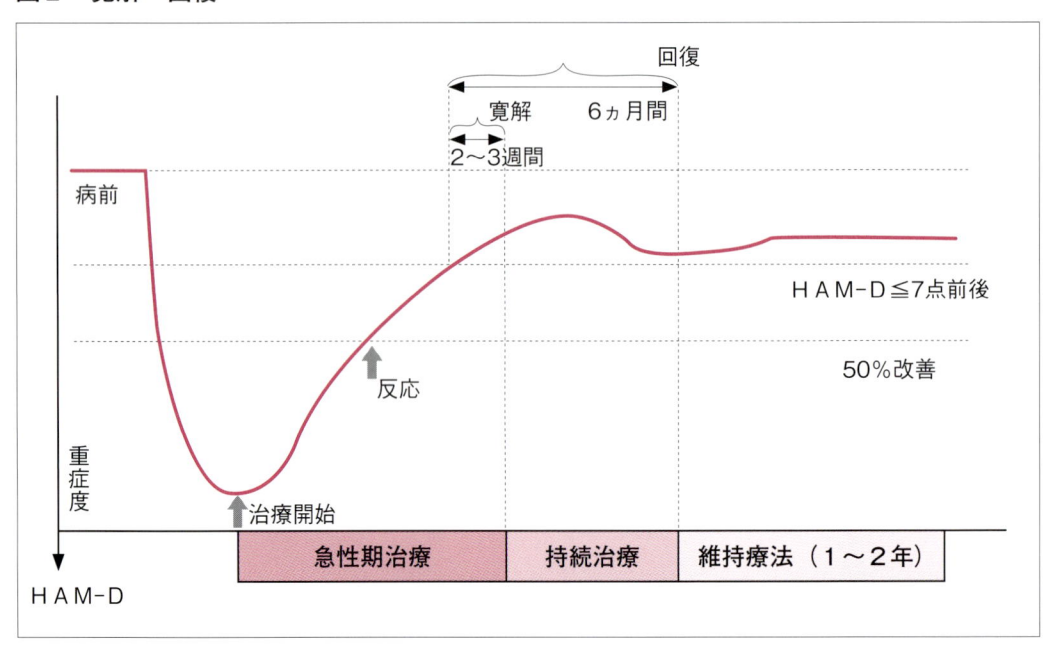

```
　　　　　　　　　　　　　　　　　　　　　回復
　　　　　　　　　　　　　　　　　　　寛解　6ヵ月間
　　　　　　　　　　　　　　　　　　2〜3週間
　病前
　　　　　　　　　　　　　　　　　　　　　　　　ＨＡＭ-Ｄ≦7点前後
　　　　　　　　　　　　　　反応
　　　　　　　　　　　　　　　　　　　　　　　　50％改善
重
症
度　　　　　　↑治療開始
　　　　　　　│　急性期治療　│　持続治療　│　維持療法（1〜2年）│
↓
ＨＡＭ-Ｄ
```

出典）J Clin Psychiatry. 52 Suppl:28-34,May 1991. Arch Gen Psychiatry. Vol. 48 No. 9, September 1991.

が苦にならない状態。ストレスを感じるようなことがあっても、翌日には残らない一時的な気分（情動）反応にとどまるレベルにある。就労復帰したいという主体的な意思がある状態（GAFにして概ね61以上のレベル）。」

というのがほぼ共通のコンセンサスになっています。その理由の１つに安全性の問題があります。この基準以下の病状および社会適応レベルでリワークプログラムに参加すると、「他の参加者と比べて自分は劣っている」と悲観的になり、希死念慮が高まりプログラムを中断せざるを得ないことがあります。また、心理社会教育プログラムにおいて内省を求められた時、直面化した自らの課題を受容できずに、やはり希死念慮が高まる危険性もあります。いずれにせよ、リワークプログラム参加者の病状と社会適応レベルが一定以上の範囲であまりばらつきがないことが、プログラムの円滑な遂行のために重要です。

　もしリワークプログラムの施設に面積の余裕があり、患者さんたちの回復度に応じてスペースやフロアを分けることができるのであれば、病状および社会適応レベルの基準を２段階に分けて初級入門プログラムと上級応用プログラムなどとしてレベ

ルごとにステップアップをしていく導入方法を取ることも考えられます。実際、メディカルケア虎ノ門のリワークプログラムでは初級入門編をリワーク・スクール、上級応用編をリワーク・カレッジ®と呼んで区別しています。

　すでに他の医療機関にかかっていて、新たにリワークプログラムへの参加を希望する患者さんについては、主治医を誰にするのかという問題が生じます。つまり、「主治医をリワーク施設の医師に限り、転院をしてもらう」または「他の医療機関の主治医にかかりながらリワークプログラムだけを利用しに通所する」というものです。どちらがよいのかは議論の分かれるところですが、品川駅前メンタルクリニックでは原則として当クリニックへ転院のうえでリワークプログラムに参加していただいています。理由は、「主治医とデイケアスタッフとで患者さんに対する接し方やアドバイスの一貫性を確保し、患者さんが混乱しないようにする（治療効果への影響）」や「病状が急変したりトラブルが生じたときに、デイケアスタッフから情報をすみやかに得て早期介入できる（安全性の確保）」が主なものです。

5.プログラムの具体的な内容
⑴枠組み
　リワークプログラムは、それ自体が職場の枠組みと同じであることが理想で、できれば毎週月曜日から金曜日の週5日、1日7.5時間（1時間の休憩を挟む）、時間帯にして9：00〜17：30が望ましいでしょう。しかし、現実には医療機関は診療報酬に反映される範囲内でリワークプログラムを提供せざるを得ないので、これだけの時間を割いて行うのは難しいと思われます。スタッフの構成により、作業療法やショートケアの枠でプログラムを行っている医療機関もあります（詳しくは8章p.109参照）。リワーク研究会の共通のコンセンサスとしては、少なくとも朝早く起きて電車に乗って出勤できることが働くための最低要件と考えられ、午前中から始まるプログラムであることが望ましいと考えています。

　患者さんを、リワークプログラムへ一斉に導入するか、適宜導入するかは議論が分かれるところです。前者は定員（たとえ

ば30名）の範囲で参加者を固定して、同じメンバーのままで一定期間（たとえば4ヵ月）のプログラムに参加してもらう方法（その間にメンバーの入れ替わりはなし）で、後者は定員の範囲内で随時参加者を募り、プログラムの終了要件を満たした者から適宜復職していくという方法です。前者のメリットは、同じメンバーで一定期間固定されるため、プログラムの中に集団認知行動療法を取り入れやすいことです。デメリットはプログラム期間中には新規の参加はできないので、新しくリワークプログラムに入りたい患者さんの待機期間が長くなってしまうことです。後者のメリットは、定員の範囲内で随時参加ができるため、患者さんの出入りに比較的融通がきくこと、すでにリワークプログラムに数ヵ月参加している先輩からアドバイスが受けられる（ピア・カウンセリング）ことなどです。デメリットは日々の参加者が固定されておらずその日によって顔ぶれが変わるため、プログラム中に集団認知行動療法などを取り入れにくいところです。

ピア・カウンセリング

　また、参加者間の匿名性をどうするかという問題もあります。品川駅前メンタルクリニックの場合、リワークプログラム開始から5年間、匿名性には厳密な枠組みを一貫して保ち続けています。まず、同一の企業からの参加者は原則として1名としています。同じ企業の患者さんがリワークプログラムを希望された場合、入社年次、所属事業部、職種、勤務地、上長の名前を聴取して、近い関係にはないことを条件に参加を認めています。これは、利害を伴う関係性をもつ者が同時にプログラムに参加してしまうと、本音で物が言えなくなり十分な自己洞察ができなくなる可能性が高いからです。うわべだけの参加で何も本音が言えなくては、心理社会教育の効果は期待できません。そして、参加者同士が話をするとき、本名で呼び合ったり家族や会社のことを話題にするのはかまいませんが、具体的な企業名、人名は口にしないことをルールとしています。もし仮に、相手の素性に薄々と気づいたとしても、口外しないようお願いしています。さらに、リワークプログラムの外では、参加者同士が付き合わないこともルールとしています。すなわち、帰りに一緒に飲みに行ったり、メールやSNS（Social Network Serviceの略で、mixiなどが有名）でやりとりをしたりするこ

とは厳禁としています。実際にそれが守られているかどうかをスタッフが調べることはありませんが、枠組みだけは厳守しています。匿名性を維持することで、仲良くなり過ぎることのない適度な人間関係（和して同ぜず）を維持しつつ、利害関係を伴わない間柄の中で本音が言い合える場を保つためです。

　医療機関の立地や地域性によっては、ほとんど同じ企業からの患者さんばかりであるため、品川駅前メンタルクリニックのような枠組みを設けられないところもあると思います。したがって、このような枠組みは必須とは言えないかもしれません。ただし可能な場合には、このような枠組みを設定することには治療的な意義があると考えていますので、お勧めしたいと思います。

(2) リワークプログラムの具体的内容

　それではリワークプログラムの具体的内容はどのようなものが望ましいでしょうか。前述した「心の健康問題により休業した労働者の職場復帰支援の手引き」（平成16年10月14日　労働基準局安全衛生部労働衛生課）のなかの、「医学的に業務に復帰するのに問題がない程度に回復した労働者とは？」という項目をみると、次のような要件が記載されています。

(1) 労働者が職場復帰に対して十分な意欲を示している。
(2) 通勤時間帯に一人で安全に通勤ができる。
(3) 会社が設定している勤務時間の就労が可能である。
(4) 業務に必要な作業（読書及びコンピュータ作業、軽度の運動等）を遂行できる。
(5) 作業等による疲労が翌日までに十分に回復している。
(6) 適切な睡眠覚醒リズムが整っている。
(7) 昼間の眠気がない。
(8) 業務遂行に必要な注意力・集中力が回復している。

　したがって、リワークプログラムでこれらの要件がクリアされているかどうかを判定できることが望ましいといえるでしょう。その意味で、筆者はリワークプログラムのコア・プログラムには次の4要素が必須だと考えます。

①通勤を模倣して定期的に通所できる場所
②厳しめのルールのもとで空間的・時間的な拘束を行う枠組

み・日課
③一定のノルマがある作業プログラム
④再発予防のセルフケアにつながる心理社会教育プログラム

　すでに成果をあげているうつ病リワークプログラムを持つ医療機関で実際に行われているプログラム内容を列挙してみます。

・オフィスワーク
・プレゼンテーションやディベート
・参加者とスタッフを交えたミーティング
・デブリーフィング（うつ病エピソードの振り返り作業）
・セルフケアやストレスマネジメントのための心理社会教育
・集団認知行動療法
・アサーショントレーニング
・SST（社会生活技能訓練）
・サイコドラマ
・映画鑑賞
・運動、ストレッチ体操、ヨガ

　つまり、リワークプログラムをこれから始めてみようという際には、これらの具体的プログラムを適宜組み合わせて、前述した4要素を満たすような構成にするのがよいと思います。個々のプログラムの詳細については、6章（p.80～）で詳しく触れます。どのプログラムに比重を置くかは、その医療機関の特徴、たとえば立地条件、地域性、患者さんの年齢層や職業な

図3　品川の街並み

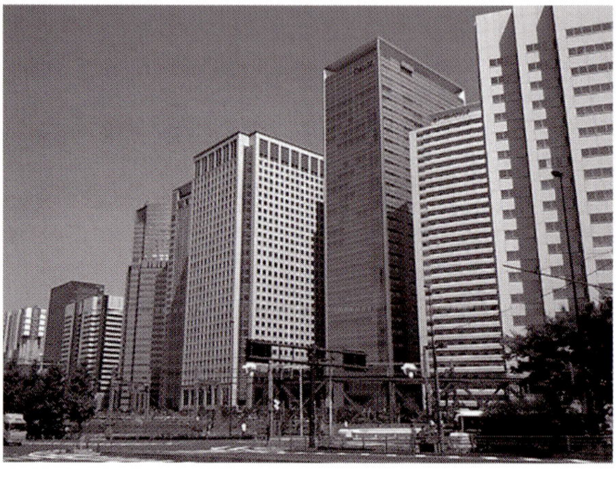

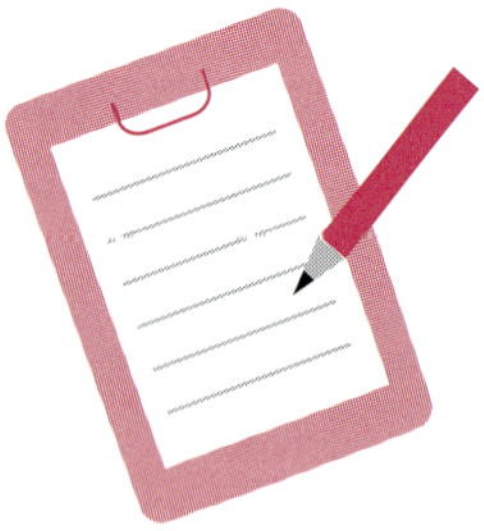

資料1　自己分析評価シート

```
┌─────────────────────────────────────────────────────────────┐
│      「どうして働けなくなってしまったのか？」について自己分析してみましょう      │
│                                                             │
│  ┌──────────────────────────┐   記入日：　　　年　　　月　　　日  │
│  │       作業環境の要因        │   氏　名：　　　　　　　　　　殿  │
│  │ 例）残業が多い、納期・ノルマが厳しい、 │                      │
│  │ 上司・同僚との人間関係、顧客からのクレ │  ┌────────────────────┐  │
│  │ ーム、緊張した職場の雰囲気など    │  │    心身不調の要因     │  │
│  │                          │  │ 例）気分が沈む、やる気がしない、不安が強い、│
│  │                          │  │ イライラする、眠れない、頭痛、腹痛、下痢など│
│  └──────────────────────────┘  │                    │  │
│  ┌──────────────────────────┐  │                    │  │
│  │       本人の要因・課題       │  └────────────────────┘  │
│  │ 例）性格面：気が短い、協調性がない、消極 │                      │
│  │ 的、説明が下手、思ったことが言えない、我 │  ┌────────────────────┐  │
│  │ 慢が出来ない、など           │  │     その他の要因     │  │
│  │ 職能面：知識・経験不足、職場の業務に向い │  │ 例）家庭に不安要素がある、お金の問題を抱え│
│  │ ていない、など              │  │ ている、人間関係でトラブルがある、など │
│  │                          │  │                    │  │
│  │                          │  │                    │  │
│  └──────────────────────────┘  └────────────────────┘  │
└─────────────────────────────────────────────────────────────┘
```

どにより工夫して構わないと思います。品川駅前メンタルクリニックの例で見てみましょう。

(3)**品川駅前メンタルクリニックでのリワークプログラム**

　東京都港区に位置する品川駅は1日の平均乗降客数が70万人に及ぶ、首都圏でも屈指の巨大ターミナルです。駅の西側である高輪口はプリンスホテルを中心に従来から発展していた地域であり、高級住宅街も存在します。一方、東側の港南口は新興著しい、首都圏でも指折りの巨大企業からなるビジネス街であり、情報通信サービス産業の集積地です（図3）。このような立地条件、地域性を反映してか、品川駅前メンタルクリニックのリワークプログラムに参加される患者さんには、周辺企業に関連した会社員で、高学歴かつ有能なITエンジニアである方が多いです。患者さんは一般に、理科系で数学、物理は得意な

一方、情緒的なことを相手に伝えたり逆に察したり、リーダーシップをふるって部下を管理したりすることは不得手なことが多いです。したがって、品川駅前メンタルクリニックのリワークプログラムではオフィスワークは最低限にとどめ、心理社会教育プログラムやSST、アサーション、サイコドラマなどのプログラムを重視しています。なぜならば、そのようなスキルを身につけることが、仕事上の挫折体験や壁を乗り越えるためのセルフケア能力の向上に役立つと考えているからです。一方、作業能力や集中力の改善については、内田クレペリン検査を用いて定期的に評価しています（現在、デジタル解析ができるように共同研究中です）。

　リワークプログラムの全体を通じて、参加者とのコミュニケーションのツールとしていくつかの資料や教材が必要です。たとえば、品川駅前メンタルクリニックでは、リワークプログラム導入時に参加者にお渡しする「自己分析評価シート」（**資料1**）、「リハビリ行動記録票」（**資料2**）、「交換日記ノート」などを運用しています。「交換日記ノート」は当クリニックに特徴的かもしれません。「交換日記ノート」はリワークプログラム導入時に、すべての参加者に渡されます。参加者は毎日のプログラム終了時に、感想、コメント、心の中のつぶやき等をこのノートに記入します。内容は、集団の中では発言できなかったことやプログラム終了後に思ったことなどさまざまです。このノートは家に持ち帰らず、施設内に保管されます。そして、翌日までに、すべてのノートに対してスタッフが返事を書き、翌日訪れた参加者がこれを目にします。リワークプログラム終了者の声を集めると、このノートが参加者の本音のつぶやきに答えることで、信頼関係や安心感の醸成に役立っていたことが分かりました。

❻.復職支援への流れ

職場復帰

　リワークプログラムをいよいよ終了して職場復帰を果たす目安は、どのように考えるべきでしょうか。品川駅前メンタルクリニックの場合、前述した「心の健康問題により休業した労働者の職場復帰支援の手引き」（平成16年10月14日労働基準局安全衛生部労働衛生課）のなかの、「医学的に業務に復帰するの

資料2　リハビリ行動記録票

品川駅前メンタルクリニック

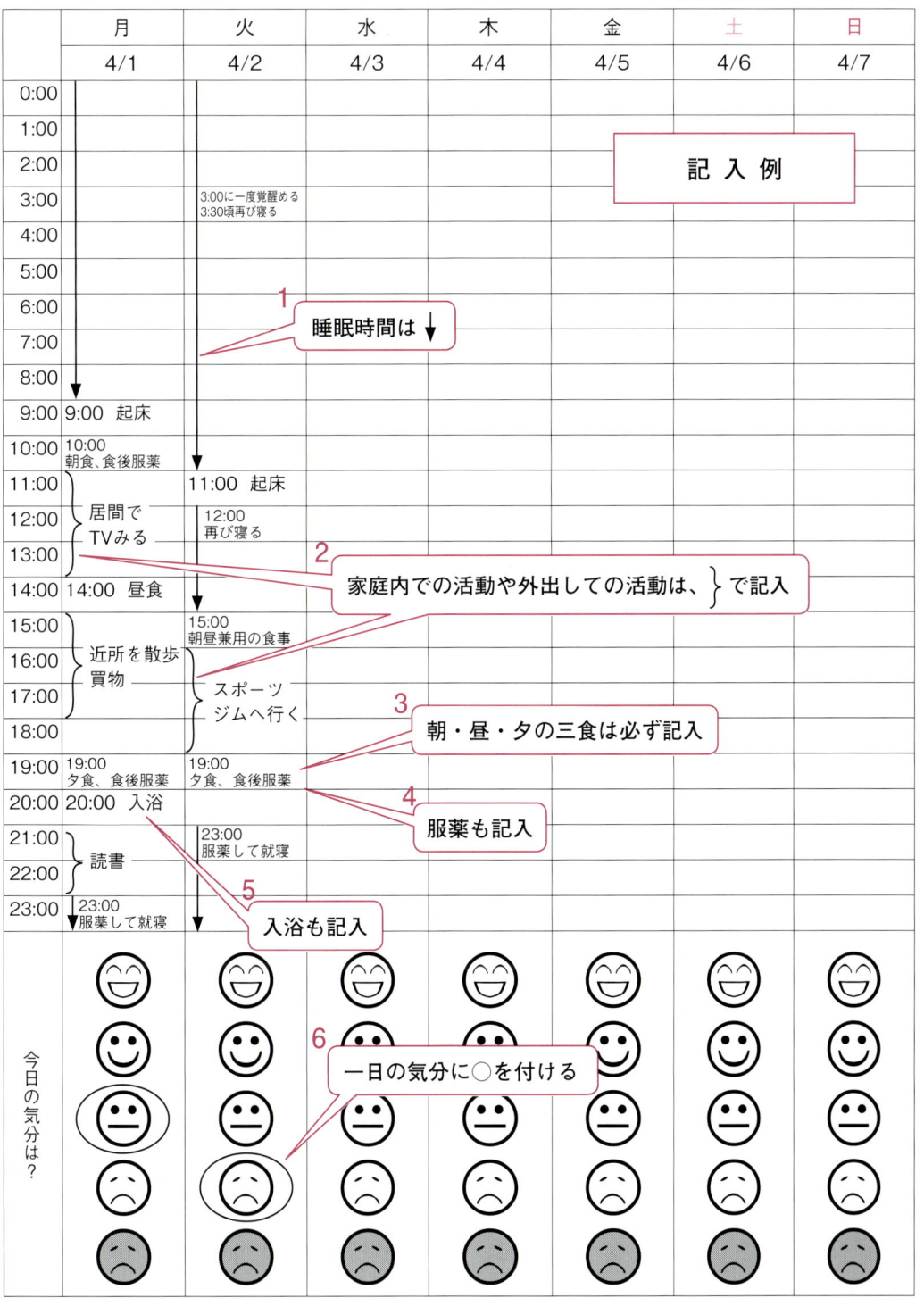

	月 4/1	火 4/2	水 4/3	木 4/4	金 4/5	土 4/6	日 4/7

記入例

- 0:00〜8:00：睡眠時間は ↓ で記入（1）
- 月曜 9:00 起床／10:00 朝食、食後服薬／居間でTVみる／14:00 昼食／近所を散歩 買物／19:00 夕食、食後服薬／20:00 入浴／読書／23:00 服薬して就寝
- 火曜 3:00に一度覚醒める 3:30頃再び寝る／11:00 起床／12:00 再び寝る／15:00 朝昼兼用の食事／スポーツジムへ行く／19:00 夕食、食後服薬／23:00 服薬して就寝

記入上の注意：
1. 睡眠時間は ↓
2. 家庭内での活動や外出しての活動は、} で記入
3. 朝・昼・夕の三食は必ず記入
4. 服薬も記入
5. 入浴も記入
6. 一日の気分に○を付ける

今日の気分は？（5段階の顔マーク）

49

に問題がない程度に回復した労働者とは?」の8項目を集約して、次のような基準を設けています。

(1) 病状・生活リズムが安定したまま、リワークプログラムへ週4日×（最低でも）8週間皆勤で出席できていること
(2) スタッフが観察して記入する復職準備性評価表の点数が一定レベルをクリアしていること

(1)は毎日出勤して週5日、1日7.5時間働けるという最低限の要件です。(2)は再発防止のためのセルフケア能力が向上しており、病状が再燃する前に対処行動を取ることができる状態を意味しています。「一定レベルをクリア」の一定レベルについては、現在、NTT東日本関東病院、メディカルケア虎ノ門および品川駅前メンタルクリニックで共同研究中です。品川駅前メンタルクリニックでは、100点満点で75点以上を復職可能な目安として現在は運用しています。

ここで再び図1の「心の健康問題により休業した労働者の職場復帰支援の手引き」（平成16年10月14日労働基準局安全衛生部労働衛生課）に戻ります。〈第2ステップ〉、〈第3ステップ〉に関わるところですが、このガイドラインにおいては、当該社員の同意を得たうえで産業医が依頼文を出し、主治医が「職場復帰に関する情報提供依頼書」を企業に提出することが推奨されています。情報提供する内容は次のようなものです。

①患者氏名、②生年月日、③性別、
④診断名または病態、⑤初診年月日、⑥推定発症年月日
⑦現在の病状（業務に影響を与える可能性など）
⑧治療及び投薬状況、⑨治療継続の必要性、今後の見通しなど
⑩就業の可否：1)可、2)条件付き可、3)否
⑪⑩で2)の場合、勤務形態・就業の条件

　1) A. 内勤のみ、B. 外勤可
　　条件（なし・四輪運転可・不可）
　2) 残業　可・否（可の場合　何時間位　月　時間まで）
※就業上の配慮に関する意見（症状の再燃・再発防止のために必要な注意事項）

このようにたくさんの項目が要求されています。これらの情報はどれも「〈第3ステップ〉職場復帰の可否の判断及び職場復帰支援プランの作成」にとっては必要不可欠なものと思われ

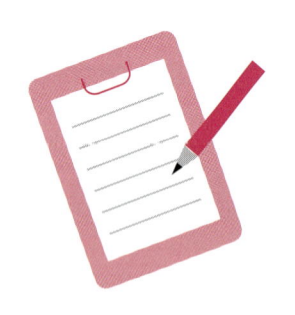

ます。しかし、通常の診察・問診から得られる情報だけで、これだけの内容を確かな根拠をもって記載できる医師はいないのではないでしょうか。経験や勘に頼っている部分が大きいと思われます。一方、リワークプログラムの参加者の場合は、参加期間中の病名、回復度や服薬状況だけではなく、出席率（毎日、安全に通所できていたかどうか）、プログラム参加中の様子（集中して取り組めていたか、疲れは見られないか）、自己理解（自らの認知・行動パターンに気づき、適応的なものへ修正ができるか）などを含めた本人情報を客観的に評価できるため、職場で産業医などの保健スタッフ、人事総務担当者、所属上長などが「職場復帰の可否の判断及び職場復帰支援プランの作成」をする際に、きわめて有用な情報となります。復職準備性の具体的な評価方法については、5章（p.54〜）で詳しく述べます。企業側にとって「当該社員に対して医療機関でどのような治療が行われているのか、また、現在どのような状態にあり復職の見込みはどうなのか」が見えにくいと、医療機関に対して不信感を抱いてしまいます。したがって、（患者さんご本人の承諾のもとに、個人情報にも配慮しながら）医療機関と職場とが十分に意識あわせをして連携することが重要なのです。

7.復職後のサポート

患者さんが無事にうつ病リワークプログラムを終了して復職した後、医療機関は医師による診察と薬物療法以外に、どのようにして継続サポートするのがよいでしょうか。たとえば、メディカルケア虎ノ門では復職を果たしたプログラム終了者を対象にして集団認知行動療法が行われています。こうした試みについて、再発防止のための有効性が数多く報告されています。また、終了者およびその家族らが集う場を定期的に設けている施設もあります。

品川駅前メンタルクリニックでは、毎週土曜日に終了者（復職した患者さん）向けにフォローアッププログラム（ショートケア）を開いています（午前の部、午後の部の2つのグループに分けて開催）。ここでは1週間の振り返り作業を行います。スタッフがファシリテーターとなり、参加者それぞれがこの1週間でどのような出来事があったのか、どのように感じたの

か、処理できずに抱え込んでいる不快な感情はないかなどを発表し合います。復職して間もない参加者は、復職後1年、2年以上経った先輩参加者から適宜アドバイスをもらいます。

まとめ

　この章では、すでに成果をあげているうつ病リワークプログラムを持つ医療機関の実例、スタッフらの共通コンセンサスと品川駅前メンタルクリニックのリワークプログラムを参考にして、現時点で行われているリワークプログラム作成のポイントについて、包括的に述べました。今後は、うつ病リワーク研究会ワーキンググループ（代表：メディカルケア虎ノ門院長・五十嵐良雄医師）および厚生労働科学研究班（NTT東日本関東病院精神神経科部長・秋山剛医師）らと協力して、さらに効果的で標準化されたプログラムおよび復職準備性評価表を研究開発していく予定です。最後に資料として、品川駅前メンタルクリニックのリワークプログラムの導入から終了までの流れの図を示してこの章を終えたいと思います（**資料3**）。

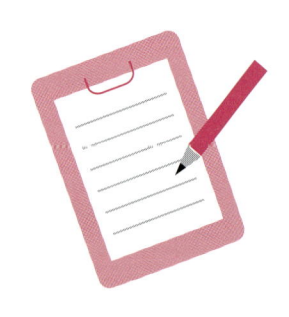

資料3　品川リワークキャンパス・シラバス

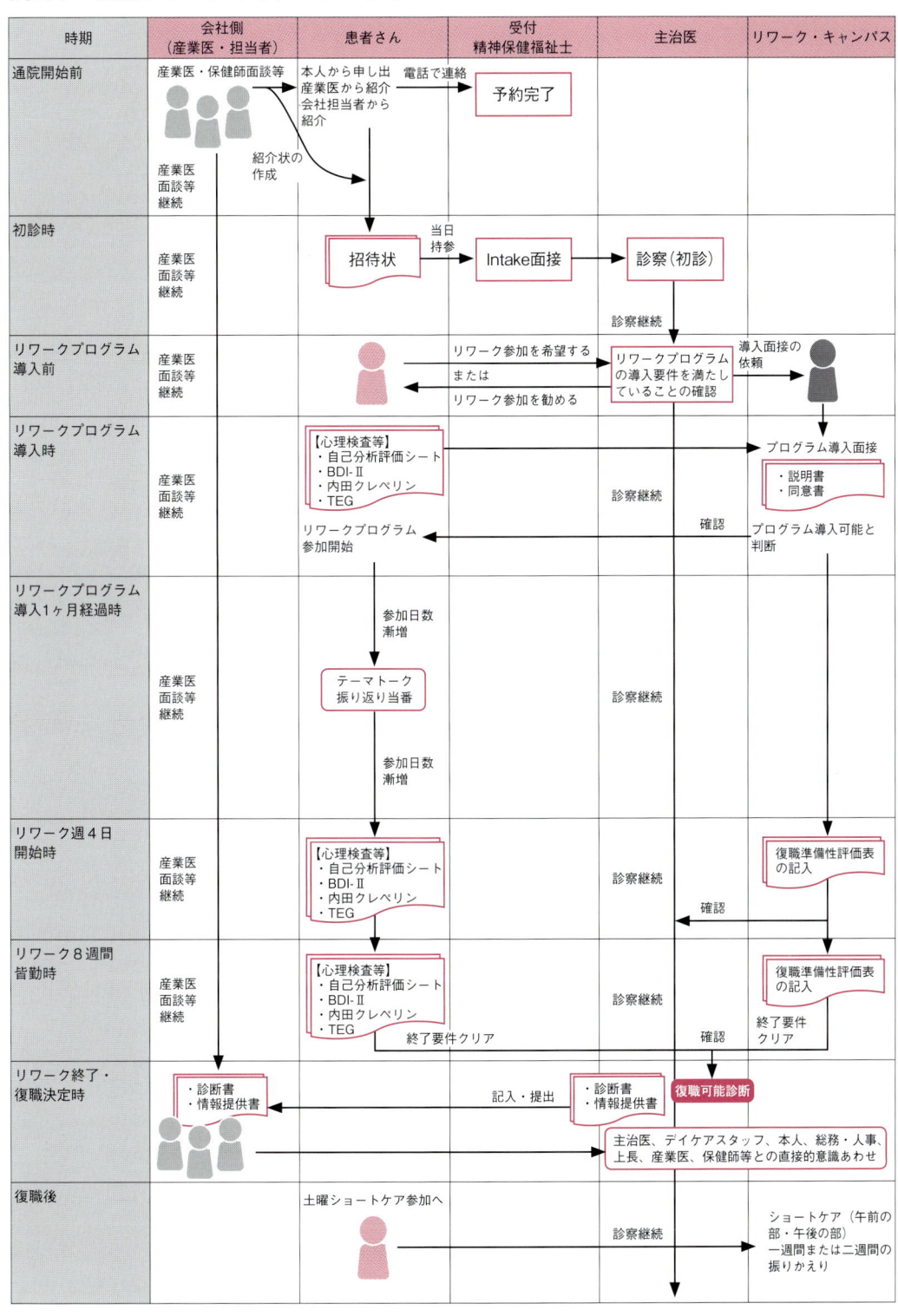

時期	会社側（産業医・担当者）	患者さん	受付 精神保健福祉士	主治医	リワーク・キャンパス
通院開始前	産業医・保健師面談等 産業医から紹介 会社担当者から紹介 （紹介状の作成） 産業医面談等継続	本人から申し出 → 電話で連絡	予約完了		
初診時	産業医面談等継続	招待状（当日持参） →	Intake面接 →	診察（初診） 診察継続	
リワークプログラム導入前	産業医面談等継続	← リワーク参加を希望する または リワーク参加を勧める →		リワークプログラムの導入要件を満たしていることの確認	導入面接の依頼
リワークプログラム導入時	産業医面談等継続	【心理検査等】 ・自己分析評価シート ・BDI-II ・内田クレペリン ・TEG リワークプログラム参加開始		診察継続 確認	プログラム導入面接 ・説明書 ・同意書 プログラム導入可能と判断
リワークプログラム導入1ヶ月経過時	産業医面談等継続	参加日数漸増 テーマトーク 振り返り当番 参加日数漸増		診察継続	
リワーク週4日開始時	産業医面談等継続	【心理検査等】 ・自己分析評価シート ・BDI-II ・内田クレペリン ・TEG		診察継続 確認	復職準備性評価表の記入
リワーク8週間皆勤時	産業医面談等継続	【心理検査等】 ・自己分析評価シート ・BDI-II ・内田クレペリン ・TEG 終了要件クリア		診察継続 確認	復職準備性評価表の記入 終了要件クリア
リワーク終了・復職決定時	・診断書 ・情報提供書		記入・提出	・診断書 ・情報提供書 復職可能診断	主治医、デイケアスタッフ、本人、総務・人事、上長、産業医、保健師等との直接的意識あわせ
復職後		土曜ショートケア参加へ		診察継続	ショートケア（午前の部・午後の部）一週間または二週間の振りかえり

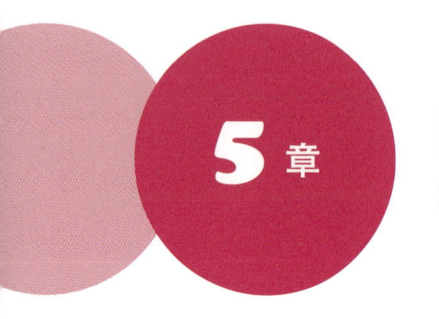

5章 評価方法のポイント

岡崎 渉

評価

はじめに

この章では、リワークプログラムにおける評価の必要性や目的、評価の流れやフィードバック、評価の内容や評価表の実際について述べます。

1. 復職に向けた評価の必要性

復職を目指している患者さんは、主治医との診察や勤務先の産業保健スタッフ（産業医や産業保健師、産業看護師、カウンセラーなど）との面談で、現在の体調や、生活状況、復職に向けてどのような取り組みをしているか、復職についてどう考えているかなどについて話をします。ただ、会話でのやりとりだけでは、患者さんが本当にどの程度体調が整ってきているのか、活動できているのかが、主治医や産業保健スタッフにはっきりとは把握できないことも多いでしょう。「朝きちんと起きられていますし、日中は活動できています」、「いろいろなところに外出もしているので、復職できると思います」と話をしていても、これらのことが、本当に毎日規則的にできているかというと、そうでないことも多いのです。それは、患者さんが「会社に迷惑をかけているので早く復職しなければ」、「休んでばかりいると取り残されてしまう」、「早く戻って遅れを取り戻さなければ」、「経済的に苦しい」などと焦る気持ちから、自分でもあまり意識せずに、実際の状態より改善を強調した話をするからです。

リワークプログラムの参加者でも、開始前には「朝起きられているから大丈夫です」、「日中起きて活動しているから、プログラムは問題なくこなせます」、「元々そのくらいのことは負担

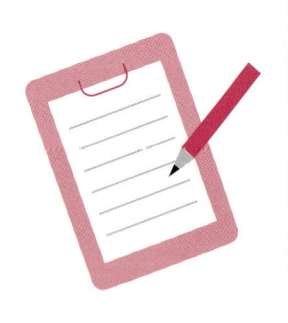

なくこなせていたので困ることはないと思います」、「人付き合いは得意なので、集団でもすぐにやっていけます」などと話していたものの、実際にプログラムに参加してみると、朝起きられず遅刻や欠席がみられたり、疲労からプログラムを休んだり、課題に集中して取り組むことができなかったり、他の参加者やスタッフとかみ合わなかったりすることはよくあります。このような状態で職場に戻ると、しばらくは無理して仕事に従事したとしても、少しずつ調子が悪くなっていき、また会社を休まなくてはならない状態になってしまいます。

　また、休職と復職を繰り返している患者さんの場合、主治医の診断書だけでは、本当に職場に戻っても大丈夫なのか、復職してもまたすぐに再発するのではないかと産業医や職場が懐疑的な目で見ることもあります。

　リワークプログラムでの評価は、体調や活動性がどのくらい改善しているのかを客観的な評価として知りたいというニーズに応えるものです。リワークプログラムの活動を通して、今の体調がどの程度回復しているのか、大きな波は見られないか、病気や治療の必要性への理解はあるのか、集団内での他者との交流はどうか、再発予防について考えているのかなど、復職の準備性を客観的に評価することができます。

　最近、職場を取り巻く環境に大きな変化が起きています。終身雇用制度や年功序列制度が崩れ、正社員の減少、派遣社員など非正規社員の増加、リストラなどによる人員削減や成果主義の導入、情報化などの急激な社会情勢の変化を背景として、社員が一人でこなさなければならない業務が以前よりもかなり増えています。そのため職場全体が余裕をなくしており、業務の負担に耐え切れず体調を崩してしまう人が増えています。体調を崩した患者さんは、静養して体調を整えて職場に戻るわけですが、その際重要なのが、職場の状況です。受け入れる側の職場の環境自体が、一人一人の社員が抱える業務が多く手一杯な状態であると、職場に戻ってきた患者さんに対するフォローが十分にできません。復職準備性がまだ十分整っていない状態で患者さんがこういう職場に戻ると、職場が戸惑ってしまう可能性が高いでしょう。たとえば、「フォローしたい気持ちはあるが、自分の業務をこなすだけでも大変なので、十分なフォロー

ができない。本人は職場にいるだけでつらそうだ」、「職場に戻ってきてくれて、また一緒に仕事をしていこうと思ってプランを立てたが、体調が思わしくなく会社に来たり来なかったりするのでどうしたらよいかわからない」、「体調がよいと思ったらまた悪くなって業務をこなすことができない。どこまで仕事を任せていいものか」などという戸惑いがみられるかもしれません。そのため、患者さんと職場の間にわだかまりが生じてしまうこともあります。こうなると、患者さんにとって職場は居づらい場所になってしまいます。もともと患者さんが職場に戻るときには、ブランクがあるためにすぐに以前と同じ仕事をするのは難しく、体慣らしをするための配慮が必要です。ただ、職場自体は業務を行う場所であり、リハビリテーションを行う施設ではありません。先に述べたように、職場の状況が厳しければなおさらです。このことから言っても、職場に戻る前に復職準備性を整えることが必要であり、復職準備性が整っているかどうかの評価が欠かせないと言えるでしょう。

2. 復職の評価の目的

　復職の評価の目的は、職場に戻っても再発せずに仕事をしていける状態にあるかどうかを評価することです。うつ病の場合は体調がよくなってきても、いつもよい状態が続くというわけではなく、日によって体調の波がみられます（図1）。体調は三寒四温のように、よくなったり悪くなったりの波を繰り返し

図1　うつ病の回復過程

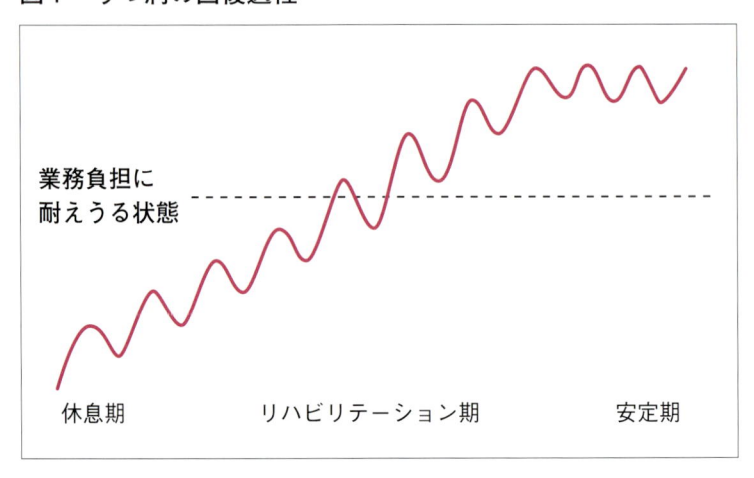

ながら、体調全体としては上向き徐々に波が安定していきます。ですから復職の評価は、体調が悪い時でも悪い時なりに業務を遂行することができるという一定の指標を与えるものでなければいけません。

島悟は、復職してうつが再発する要因として、①抑うつ状態が十分に改善されていない、②患者の要望を重視し復職時期を早め過ぎた、③復職に向けた段取りやリハビリが十分でない、④職場の状況からみて復職の時期が適切でない、⑤環境調整に不備がある、⑥復職後の業務上の配慮が不十分である、などを挙げています[1]。リワークプログラムでは、①から③については活動を通して体調や状態などの復職準備性を評価することができ、④から⑥については、再発のリスクを下げるために、注意や配慮が必要な点として、主治医、産業保健スタッフ、職場に伝えることができます。

[1] 島悟：復職後のうつ病再発の問題．臨床神経医学 35：pp.1053-1057, 2006.

3. 評価の流れ

(1) 導入時（インテーク）

導入時の評価では、患者さんがプログラムに参加できる状態にあるかを判断します。休息や休養などが不十分で体調が思わしくない状態で無理にプログラムを開始すると、プログラムが負担になり、むしろ復職に向けてマイナスに働いてしまいます。リワークプログラムを行う施設によって、プログラムの形態（作業療法・ショートケア・デイケア、通院集団精神療法など）や開始条件には幅がありますが、それぞれのプログラムに円滑に参加できる状態にあるかどうかを評価することが、導入時の評価のポイントです。導入時の評価は、①評価尺度を使用したもの、②日常生活の様子を知るものに分けられます。

導入時（インテーク）

①評価尺度を使用したもの

リワークを行う施設により、いろいろな評価尺度が用いられています。うつ病の評価尺度としては、Beck's Depression Inventory-Second Ed.（BDI-Ⅱ）、Zung Self-rating Depression Scale（SDS）、Hamilton Rating Scale for Depression（HAM-D/HRSD）などが用いられます。それ以外には全体的な機能水準の評価尺度として Global Assessment of Functioning（GAF）などを用いる施設もあります。

BDI-Ⅱ
SDS
HAM-D/HRSD
GAF

②日常生活の様子

　プログラム導入にあたっては、プログラムに通える状態かどうかを確認します。プログラムに参加するにあたり、概ね日常生活リズムが整い、プログラムに通って来られる程度の基礎体力や活動性があることが必要です。日常生活（睡眠リズム）が整っていないと、朝起きられずにプログラムに遅刻したり欠席することになり、ドロップアウトしてしまう可能性があります。また、基礎体力や活動性が低い状態ではすぐに疲れてしまい、継続して参加することが難しくなります。インテークの面談では、睡眠の状態、日常生活の様子（外出の機会や、どのような活動をしているか）、復職に関連した活動がどの位行えているか（新聞や仕事に関する本を読んだり、業界に関することをインターネットで検索するなど）を聞いていきます。インテークの面談で、プログラムに導入するのはまだ早いと判断される場合は、無理をして導入せず、プログラムに通って来られる程度に体調が整うまで参加を見合わせます。

(2) 参加後

①基本的な評価

　参加後の評価の目的は、参加者の体調や状態を知り、問題点や課題点を把握することにあります。評価する項目としては、基本的生活習慣、作業能力や知的理解力、対人交流面、心理的側面などが挙げられます。詳しくは「5．評価の内容」（p.62〜）で説明しますので、ここでは概略だけ触れます。

　基礎生活習慣では、まずプログラムの参加状況を見ていきます。遅刻や欠席がみられる状態では体調が整っているとは言えません。また、風邪などの身体的体調不良で遅刻や欠席がみられることもありますが、復職してからは身体管理も欠かせない要素であるため、こういった状態も評価の対象になります。

　作業能力や知的理解力では、活動を通して、仕事に必要な基礎能力、すなわち集中持続性や判断力、注意力、作業効率、問題解決力、指示に対する理解力などを見ていきます。施設によっては内田クレペリン検査やWisconsin Card Sorting Test（WCST）などのスケールを使用している施設もあります。また疲労感は、体調と密接に関わっており、活動性とも関連する

内田クレペリン検査
WCST

大切な項目です。

対人交流面では、集団との関わり方やコミュニケーションの取り方を見ていきます。自宅で静養している環境では、対人交流の機会が限られますが、リワークプログラムは集団で行うため対人スキルや傾向が見えやすく、対人関係上の課題や問題を取り上げやすいという長所があります。

心理的側面では、気分状態の安定度、意欲や主体性、自分の病気や治療の受け止め方の認識、ものごとに対する受け止め方や考え方などを見ていきます。

②**症状チェックシート**

体調管理をする上で、自分の症状に目を向けられることは大切です。体調が悪い時にはどのような症状が出るのか、体調の悪化に先駆けて出てくる症状は何かを、チェックシートを用いて振り返ります。再発しないようにペースの配分や組み立てができるためには、まず自分の体調に目を向けられることが大切です。体調を崩しかけたときに早く気づき、早く対処が取れれば再発予防にもつながります。

③**自己評価と客観的評価**

参加者の自己評価とスタッフの客観的評価にズレがみられることはよくあります。ズレがあまりに大きいと復職への回復過程が順調に進みません。たとえば、参加者の自己評価が低すぎると、自分ができていることに目を向けることができず、次のステップに進むことに躊躇したり、必要以上に慎重になってしまいます。逆に自己評価が高すぎる場合は、実際にはできていないことを自分ではできていると思い込み、周りが自分を評価してくれないとか、理解せずに不当な扱いをしているなどと解釈し、その結果、周囲との軋轢につながることがあります。これは、職場の場合と同じです。

リワークプログラムでは、参加者とスタッフの評価にズレが見られた場合、それをどう取り上げていくかが検討課題です。どういったところがずれているのか、ズレはどうして生じたのかをスタッフと参加者で話し合います。これは参加者が、自分の状態や能力、周囲の状況を受け入れること、すなわち現実検討能力をもつことにもつながります。NTT東日本関東病院（以下、当院）では、まず参加者に自己評価表をつけてもらい、そ

の一方でスタッフも同じ評価用紙を使って評価を行い、大きなズレが見られた場合には面談で取り上げるようにしています。なお、自己評価表をつけてもらうこと自体、復職に向けて何が必要なのか、何がポイントかについて参加者の認識を助け、スタッフと参加者の間で共通の認識に基づいてプログラムを進めるのに役立ちます。

(3) プログラム終了時

プログラム終了時の評価の目的は、復職時期に関する判断や環境調整をするための参考資料として活用することです。評価は、プログラムへの参加状況を総括する形で行い、プログラムを開始してからの経緯、復職準備性が復職の基準を満たしているかの評価、および復職後に配慮してもらいたい注意点を記載します。

こういった情報を主治医や産業医に提供することで、主治医は復職可能の診断書を書く判断材料になり、産業医は復職に向けて環境調整を進めていくことができます。

4. 評価のフィードバック

リワークプログラムの評価は、プログラム内で使うだけではあまり意味がありません。関連する職種や部署と、評価をいかに共有できるかがポイントです。評価のフィードバックの対象は、(1)主治医、(2)本人、(3)産業保健スタッフ、(4)職場に分けられます。

フィードバック

(1) 主治医へのフィードバック

主治医にはプログラムの様子を適宜報告します。スタッフの評価を主治医に伝えることで、主治医は活動を通した患者さんの体調や状態、活動性など客観的な情報を知ることができます。これらの評価や情報は復職に関する方向性を決めたり、復職可能の診断書を書く際の判断材料になります。ときには、診断の見直しや薬物調整を行う際の参考になることもあります。主治医とリワークプログラムを行っている施設が同一の病院やクリニックの場合は連携が取りやすいのですが、主治医が他の医療機関に所属している場合は、情報提供を行うための工夫が

必要です。当院では、他の医療機関に主治医がいる患者さんも受け入れているため、こういう場合は、主治医による診察時に参加者自身がリワークプログラムでの様子を伝えるほか、スタッフが、プログラムの様子や課題や問題点、今後の見通しについてなどを文書で記した現状報告書を提供しています。

(2) **本人へのフィードバック**

　スタッフが参加者を一方的に評価していて、その内容を参加者が知らないのであれば、評価を十分活用しているとは言えません。スタッフと参加者との間で評価を共有することが大切です。参加者の自己評価とスタッフの評価にズレがある時は、ズレを取り上げて話し合います。評価を通して見えてくる課題や問題点をスタッフと参加者で共有することには、治療的に大きな意味があります。スタッフの評価と参加者の自己評価にズレがみられるとき、スタッフによっては、参加者に伝えづらいと感じることがあるかもしれません。伝えることで患者さんの自尊心を傷つけたり、自信をなくさせるのではないか、プレッシャーを与えてしまうのではないか、患者さんとの関係性が損なわれてしまうのではないかという不安や心配を感じることもあります。ただ、現実は現実として、客観的な評価は客観的な評価として伝えることが大切です。伝え方やタイミングを工夫しながら、しかし客観的な評価をきちんと伝え、参加者がそれを受け入れられるように援助することは、参加者の現実検討能力の改善への援助そのものです。参加者にとって、自分の現実を受け入れることがつらいこともありますが、現実を受け入れてもらった上で、その現実をどう改善できるのか、一緒に対処を考えサポートすることがスタッフの重要な役割です。こういったプロセスは、将来職場に戻った後、周囲との評価のズレというつらい現実を受け入れながら、その状況を患者さん自身が主体的に改善していこうという努力にもつながるでしょう。

(3) **産業保健スタッフへのフィードバック**

　会社に産業保健スタッフ（産業医、産業保健師、産業看護師、カウンセラーなど）がいる場合は、プログラムの様子や状況、今後の見通しや評価などを情報として提供します。これら

の情報は、産業保健スタッフが参加者の今の体調や状況を把握し、職場の環境調整を行っていく上での参考になります。また、会社によっては復職の可否を委員会で決めるところがあります。その際、リワークプログラムの評価表は、主治医や産業医、職場などの意見書と併せて判断資料の1つになります。当然のことですが、リワークプログラムで提供する情報は、医療情報、個人情報であり、情報を提供する際は、参加者の頭越しにやりとりをするのではなく、必ず本人が同意した上で提供することが必要です。

⑷ 職場へのフィードバック

会社に産業保健スタッフ（産業医、産業保健師、産業看護師、カウンセラーなど）がいない場合は、人事担当者や上司に環境調整を行ってもらうための職場へのフィードバックが、大きな意味をもちます。フィードバックの方法としては、面談という形で伝えることもあれば、文書で報告することもあります。ただし、ここで注意しなければならないのは、職場の人は医療従事者ではないということです。フィードバックする内容について、参加者の同意を確認するのはもちろんですが、職場の人は病気に対する知識がないことを考慮して、伝達する内容や表現について慎重に検討することが重要です。なるべくやさしい表現を用いると同時に、精神疾患に関する偏見などから内容が曲解されていないか確認しながら、情報提供を行わなければなりません。

5.評価の内容

ここでは評価する内容を、⑴基本的項目、⑵対人交流面、⑶心理的側面、⑷総合的な評価に分けて見ていきます。評価項目については、リワークプログラムを実施する施設により若干の違いがありますが、⑴では「出席率」、「眠気・疲労」、「集中の持続」、⑵では「他の参加者やスタッフとの会話」、「協調性」、「適切な自己主張」、「不快な行為」、「役割行動」、「対処行動」、⑶では「気持ちの安定」、「積極性・意欲」、「他の参加者やスタッフからの注意や指摘への反応」は必須項目といえます。それ以外の項目については、必要に応じて、適宜取り入れればよい

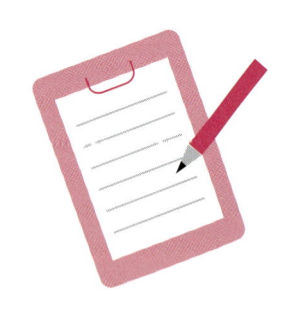

でしょう。

(1) 基本的項目
- **出席率**：参加状況は評価を行う上で重要な項目です。他の項目でいくら評価がよくても、出席状況が悪いとそれだけで復職することは難しいと言えます。生活のリズムと睡眠のリズムには密接な関係があり、体調を測る1つのバロメーターになります。欠席や遅刻が見られる状態では、生活のリズムや体調が整っていると言うことはできません。プログラムを休んだり、遅刻が見られる状態で職場に戻っても、継続して通勤することは困難でしょう。出席状況が悪い状態では、生活のリズムが整っていないことが多いのですが、それ以外にもいくつかの理由が考えられます。たとえば、プログラムに対するモチベーションが高くない場合や、早く復職したいと自分にプレッシャーをかけすぎて、その負担感に堪えられずに体調に影響している場合などです。ただ、プレッシャーについては、職場では自分が不得手な仕事やストレスを伴う業務を行うプレッシャーは避けられません。このような時にも業務から逃避するのでなく、1つ1つ業務に自分ができる形で対応していくことが重要です。リワークプログラムへの参加も、気分本位ではなく、目的本位で活動するための練習です。スタッフは、参加者が自分の気持ちと体調との折り合いをつけながら課題に取り組めるよう援助することが必要です。

　「出席率」の評価では、出席か欠席かだけではなく、遅刻や早退がないかも見ていきます。欠席はなくても、遅刻が多い状態では、生活のリズムが整っているとは言えません。また、早退がある状態では、疲労が強い可能性があります。風邪などの身体的な不調による欠席は体調管理の一環として評価します。風邪を引きやすいということは不十分な基礎体力、疲れやすさなどの体調との関連性、また、場合によっては生活上の不摂生との関連が考えられます。評価するスタッフは、ただ点数をつけるのではなく、点数の背景に目を向けることが大切です。なお、リワークプログラムを行っている施設によりますが、産業医や会社の上司との面談、職場に顔

を出すなど復職に向けた活動で、事前に予定が分かっている場合、前もってスタッフに報告をしていれば、リワークプログラムの代わりの活動としてみるために、欠席扱いにしないことが多いようです。

- **眠気・疲労**：プログラムに参加していて、疲労感や負担感、眠気が出ている状態では活動性が復職のレベルまでに達しているとは言えません。体調が回復してきても、疲れが出ることはありますが、そのことが活動に大きく影響することなく、それなりにコンスタントに活動をこなせるようになっているかどうかがポイントになります。

- **集中の持続**：集中力が続かない状態では、まだ活動エネルギーが十分ではありません。しかし、ただ集中力が持続すればよいかというと、一概にそうとは言えません。特に軽躁エピソードがある患者さんでは、過度に集中すると反動が生じやすく、体調の波の振れ幅が大きくなってしまいます。適度な集中持続性があるかどうかを見ることが評価のポイントになります。

- **迅速さおよび正確さ**：仕事をこなす上で確実性や正確性は欠かせないものです。また、確実性や正確性はあっても、作業に時間がかかりすぎると、業務に支障を来たします。そのため、与えられた課題を遂行するにあたって、迅速さや正確さを見ていくことは大切であり、これらが十分でない状態では復職することは厳しいでしょう。

- **知的理解力**：課題をこなす上での理解力や、指示に対する了解を評価します。体調がまだ整っていない状態では、理解するのに時間がかかったり、何回か説明をしないと分からない、正しく理解ができず誤解や曲解するなど、作業や活動への支障が見られます。体調が整ってくると、抽象的な概念であっても理解することができるようになり、考えをまとめたり、整理することができるようになってきます。復職時には、1回の指示で理解ができるか、読み直さなくても課題が理解できるくらいの水準が必要です。

- **問題解決力**：何か問題が生じた際の対処力を評価します。問題の解決は、そもそも自分にとって何が問題かを認識するところから始まります。次にその認識に基づいて、具体的な対

> 軽躁エピソード

処行動が取れるかどうかが鍵になります。問題があると認識していても、対処行動に結び付かないと作業などに支障が出て、本人にとってもストレスになります。これら一連の流れが円滑に行えるかどうかが評価のポイントになります。
- **柔軟性**：ものごとは、いつでも自分の考えややり方でこなせるとは限りません。そういう場合、柔軟な対応がとれないと行き詰まってしまいますので、状況や状態に合わせて自分の考え方ややり方を変えていくことが必要になってきます。自発的に変えていけることが望ましいのですが、思い込みなどの認知の歪みがあると自分だけでは変えづらい場合があります。この時に重要なのは、スタッフや参加者のアドバイスや意見に耳を傾けて、それらを試すことができるかということです。行き詰まったときに、自分の考え方ややり方に固執することなく、今までと違った考え方や方法を取り入れることができるかどうかが評価のポイントになります。

(2) **対人交流面**
- **他の参加者やスタッフとの会話**：職場においては、周りの人との関わりを持たずに仕事を進めていくことはできません。もちろん人づきあいが得意な人もいれば苦手な人もいるでしょう。大切なのは、必要なときに他者交流が図れるかということです。職場で周囲に対して回避的になると、孤立して仕事を一人で抱え込むことになってしまいます。他の参加者やスタッフにどのように関わるかで、対人関係の傾向が分かります。まずは挨拶ができるか、そして自分から周りの参加者に話しかけたり、他の参加者に話しかけられたら応じることができるかを見ていきます。自分が話しやすい他の参加者との交流が図れることは、復職の基準をクリアする基本ラインです。さらにいろいろな参加者と関わりが持てれば、職場においても苦手な相手なりに「報告・連絡・相談」ができることにつながります。職場では自分が好きな人だけを選んで仕事をすることは不可能です。不得手な人ともそれなりにうまくつきあっていかなくてはなりません。そのためには、リワークプログラムにおいても偏ることなく他者との関わりを持つということが必要です。

- **協調性**：職場は集団であり、組織です。その中でやっていくためにはその集団におけるルールを順守できるか、独りよがりになることなく周囲に目を配り、協調性を保ちながら業務を行えるかどうかがポイントです。ただ、場に対する過剰な適応は、本人にとってストレスになり、それが積み重なると体調に影響しますので、適度に順応し、適応できるかどうかが評価のポイントになります。
- **適切な自己表現**：自分の考えをうまく相手に伝えることは大切です。なぜならそれができないと、断れずに無理に引き受けてしまったり、自分が考えていることを伝えられないために一人で抱え込んでしまうからです。もちろん、ただ自分の考えていることを相手に伝えればよいというわけではありません。相手に押し付けたり、威圧的に伝えたのでは相手との関係性を損ねてしまいます。相手との関係性を損なわずに、自分の考えを伝えられるかどうかが評価のポイントになります。
- **不快な行為**：周囲に対して攻撃的な自己主張や非難、大声で長々と話をするなど相手に不快な気持ちを抱かせる言動がないか、また周囲からそのような不快な言動をとられた場合にどんな反応をするかを見る項目です。他者との関わりの中でのストレス耐性を見る項目とも言えます。組織や集団の中で適応していくためには欠かせない評価項目と言えます。
- **役割行動**：職場では、自分の職務や役割があり、それらをこなしていくことが求められます。プログラムの中で自分の役割を認識し、それに応じた行動ができているかを評価します。まだプログラムに慣れていない段階では、自分が何をどのようにすればよいかが分からなくても止むを得ません。ただ、プログラムに慣れてからも傍観者的態度や行動をとっているようでは、集団の中で適応し、自分の能力を表現することは困難です。自分の役割を認識し、役割に応じた行動をとることは、集団における自分の立ち位置を決めることでもあります。それができないと集団における居づらさや疎外感、自分はどうすればいいのかという戸惑いにつながってしまいます。
- **対処行動**：職場で問題が生じた際、自分で対処行動が思いつ

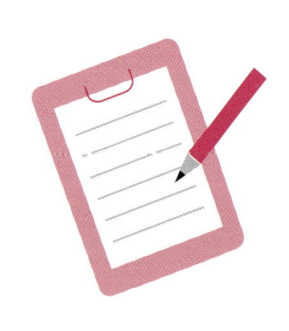

かない時には、周囲に聞いたり、相談して援助を求められることが大切です。プログラムでは、他の参加者やスタッフに助言や指導を求めることができるかどうかを見ていきます。ただ、困った時にむやみやたらと周囲に援助を求めればよいというわけではありません。自分で考えることなく解決策を周囲に求めることは、周囲への依存であり、自己解決能力の改善を阻害します。問題解決に向けて、状況に応じた適切な判断や対処ができるかどうかが評価のポイントになります。

(3) 心理的側面
- **気持ちの安定**：不安や緊張、怒りなどの気持ちの不安定さが活動に影響することがないかを見る項目です。気分状態が安定していないと、活動に取り組むためにその場にとどまることができず、離席や退出、集中の低下、作業の停滞などへの影響が見られます。常に気分状態が安定しているのは難しいことですが、復職時には気分状態がある程度安定していて、作業をこなせることが必要です。気持ちが不安定で、それに伴い活動や作業に影響が見られる状態では、まだ復職するのは時期尚早と言えるでしょう。
- **積極性・意欲**：プログラムで新しい課題や目標に取り組もうとする積極性や意欲を見る項目です。体調が悪い時には意欲の減退が見られますが、体調が戻って来ると意欲が出てきます。そのため、意欲があるかないかは体調を見る1つのバロメーターです。参加者にとっては、体調を回復させ、復職に向けた具体的な活動や取り組みを進めていくことが、大きな目的なわけですから、自分にできることをこなしているか、主体的に活動に取り組み、復職に向けた自己努力がなされているかが評価のポイントになります。
- **他の参加者やスタッフからの注意や指摘への反応**：他の参加者やスタッフからのアドバイスや注意に耳を傾け、理解し、どこがうまくいかなかったか、よくなかったかを自分の言葉で振り返ることができるか、それを活かして今までの考え方ややりかたを少し変えたり、新しい方法を試せるかを評価する項目です。周囲の意見に耳を傾けられず、自分の考え方ややり方に固執していては、職場で行き詰まってしまいます。

また、このような状態では、自分の能力や状態に対する認識があまり現実的でないとも言えます。体調を崩さず職場での業務に適応するためには、自己の能力や状態、周囲の状況を適切に認識した上で、必要に応じて、今までと違った考え方ややり方を取り入れる工夫が求められ、そのことは再発予防にもつながります。この項目では、まず周囲の注意や指摘に耳を傾けることができるかどうかを見ます。聞く耳を持てない状態では、職場ですぐに問題を起こすでしょう。態度だけで、相手の話を実際に理解して、自分の言葉でそれを表現できなければまだ不十分です。職場で、上司をはじめ周囲との折り合いがつかない可能性があります。少なくとも、相手の言うことに耳を傾け、「確かにそういったところもある」と自分の言葉で述べられれば、職場環境でそれなりに周囲と折り合いをつけられます。プログラムの評価ではその位の状態であれば復職の基準を満たしていると考えます。これをきっかけに考え方ややり方を変えることができれば、高い適応力を示していますので、さらにプラスの評価になります。

(4) 総合評価

これまで述べてきた評価を踏まえて、全体的かつ総合的に判定し、職場への復職可能性を評価します。

6.プログラム評価表の実際

プログラム評価表

リワークプログラムを行っている施設では、復職準備性について点数をつけて評価します。これは、一定以上の点数が得られた場合、復職準備性が整っているという判断の指標になります。当院の場合、6分野20項目からなる評価表（**図2**、**表1**）を用いて評価をしています。一部の項目を除いて、過去1ヵ月の継続的な観察により評価を行います。各項目は1〜4の段階からなっています。たとえば、柔軟性として、「1．スタッフが働きかけても、自分の方法、やり方を変えることができない、2．スタッフが働きかければ自分の方法、やり方を変えることができるが、スタッフの働きかけの一部にとどまる、3．スタッフが働きかければ、その通りに自分の方法ややり方を変えることができる、4．自発的に、自分の方法ややり方を変え

図2　評価表項目例　（NTT東日本関東病院　職場復帰援助プログラム評価表）

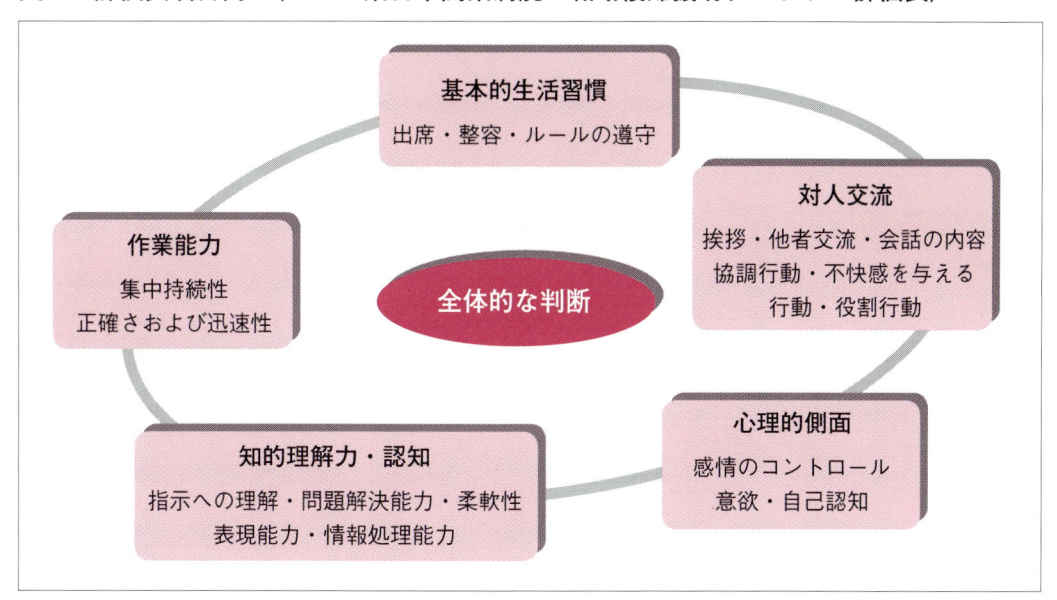

基本的生活習慣
出席・整容・ルールの遵守

対人交流
挨拶・他者交流・会話の内容
協調行動・不快感を与える
行動・役割行動

全体的な判断

作業能力
集中持続性
正確さおよび迅速性

知的理解力・認知
指示への理解・問題解決能力・柔軟性
表現能力・情報処理能力

心理的側面
感情のコントロール
意欲・自己認知

ることができる」などの評価基準が設けられています。20項目を平均して3以上の評価を得られる（75％の得点率）と復職準備性は整っているという目安になります。各項目で、4は健康な状態で勤務をしている社員と比べてもプラスの評価となりうる状態を表し、4の評価がある項目はアピールポイントになります。なお、平均して3の評価を得ていても、評価が1のものがあると復職は難しいと思います。なぜなら、そのことが復職してから大きな問題になる可能性があるからです。また、評価で4が多い一方で2の評価が多い状態では、適応状態にばらつきが大きく、十分に体調が整っていない可能性があります。プログラム評価表ではそれぞれの項目に得点を付け、復職に向けた準備性が一定の水準に達しているかを見るわけですが、それだけでは不十分なところがあります。得点だけでは見えづらいものや、復職後の注意点については、別にコメントを記載します。コメントを補足することで、主治医や産業保健スタッフ、職場が参加者の状態をより理解しやすくなり、また全体像を捉えやすくなると言えるでしょう。

　時々、評価の点数を必要以上に気にして、評価の点数を良くするために、無理をしたり取り繕ってしまう患者さんがいます。評価はあくまでも体調が整い、復職の準備性ができている

表1 職場復帰援助プログラム 作業療法 評価表

- 評価対象　氏名　○○　○○　　年齢　△△歳　　所属　××××株式会社
- 評価期間　平成○○年○月○日～平成○月○月○日
- 評価方法　日商ワープロ検定（1～4級）・文部科学省認定ビジネス能力検定・公務員試験、心理学関連等課題、スポーツならびに小集団精神療法における対人交流ならびに協調性などを加味し、ビジネス基礎能力を総合的に評価。集団認知療法修了済。

評価項目	小項目	評価	コメント
A. 基本的生活習慣	1. 出席	④・3・2・1	無遅刻・無欠席で参加することができており、日常生活リズムは全般的に整っている。プログラム以外でも日中は活動に取り組むことができており、特に大きな問題は見られない。
	2. 整容	4・③・2・1	
	3. ルールの遵守	4・③・2・1	
	小計	10	
B. 作業能力	4. 集中持続性	4・③・2・1	課題遂行上、特に大きな問題は見られない。
	5. 正確さおよび迅速性	④・3・2・1	
	小計	7	
C. 知的理解力・認知	6. 指示への理解	4・③・2・1	作業能力は高く、課題遂行上、特に大きな問題は見られない。ただ、プログラム以外の場面で、時々思い込みにより自分で問題解決が図れないこともあるため、周囲のサポートがあることが望ましい。
	7. 問題解決能力	4・③・2・1	
	8. 柔軟性	4・③・2・1	
	9. 表現能力	4・③・2・1	
	10. 情報処理能力	④・3・2・1	
	小計	17	
D. 対人交流	11. 挨拶	④・3・2・1	やや受動的ではあるものの、自発的に他者交流を図ろうという意思は見られる。対象者と関係が取れていれば自分の考えていることを話したり伝えたりすることができるが、慣れない場合や苦手意識がある時は緊張が高まりやすく、また一人で抱え込む可能性があるために注意を要する。そのため、適宜周囲のサポートがあることが望ましい。基本的に対人関係において過敏さがあるために、対人折衝が多い業務は負担があると思われ、特に当面は避けることが望ましい。
	12. 他者交流	4・③・2・1	
	13. 会話の内容	4・③・2・1	
	14. 協調行動	④・3・2・1	
	15. 不快感を与える行動	4・③・2・1	
	16. 役割行動	4・③・2・1	
	小計	19	
E. 心理的側面	17. 感情のコントロール	4・③・2・1	気分状態は概ね安定しており、自分の体調や状態にもだいぶ目が向けられるようになり、対処も取れるようになった。そのことが職場に戻り、ストレスを受けた場合や想定外の状況で行えるかどうかが鍵になる。
	18. 意欲	④・3・2・1	
	19. 自己認知	4・③・2・1	
	小計	10	
F. 全体的な判断	20. 全体的な判断	4・③・2・1	体調は概ね安定しており、復職への意欲もあることから、復職は可能と思われる。
	小計	3	

A. 基本的生活習慣	10/12
B. 作業能力	7/8
C. 知的理解力・認知	14/20
D. 対人交流	19/24
E. 心理的側面	10/12
F. 全体的な判断	3/4
総計	66/80

総評（基準ライン到達比率）：110％
　　　（総計に対する得点率：82.5％）
注：基準ライン＝60/80点（得点率75％）を指す

○○社員
復職準備性チャート

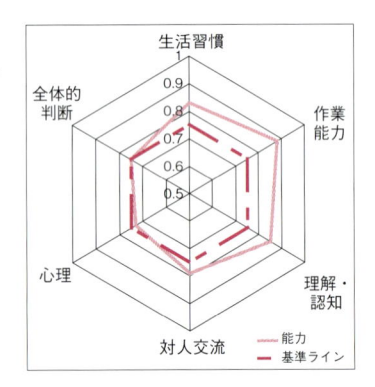

総評コメント

　プログラムへ無遅刻・無欠席で通えてきており、主体的に取り組むことができている。能力は高く、課題遂行上、特に大きな問題は見られない。体調は概ね安定しており、復職への意欲もあることから復職は可能と思われる。
　緊張が高まりやすく、周囲に対して構える傾向があり、環境や人に慣れるまで少し時間はかかると思われる。慣れるまでは疲れが出やすいため、疲労が蓄積して体調に影響しないよう注意ができるとよいであろう。
　対人交流面では受動的ゆえ、自分の考えていることを伝えられずに一人で抱え込む可能性がある。報告・連絡・相談ができないようになると、体調に影響する可能性が高くなると思われるために注意が必要。産業医や保健師、職場の上司などと定期的に面談の場を設けるなどして、体調や状況等の確認を行うなどのサポートがあることが望ましい。
　性格傾向として、生真面目・几帳面・責任感が強いというところがあると思われるが、そのことが状況や場面によっては〈ねばならない〉〈すべき〉思考につながり、思い込みから自分に対してプレッシャーをかける、周囲とのズレが生じる、負のスパイラルに陥るなどしてストレスが増大する可能性がある。それらのことへの自覚はあるため、その気付きを職場で活かせるとよいであろう。

評価日　平成　○○年○○月○○日
評価者　精神科作業療法士　岡崎　渉

かどうかを確認するためのものですから、点数を良くするために無理に活動に取り組むということは本末転倒です。無理をしてプログラム中の点数を良くしても、職場に戻ってからがつらくなるでしょう。リハビリテーションをしているメンバーにとっては復職がゴールですが、仕事という観点からすれば復職はスタート地点に過ぎません。なお、点数を必要以上に気にする参加者は、優等生的態度をとったり、周囲の目や評価を気にして過剰適応になる傾向がみられるため、そのことをプログラムで取りあげることも必要です。

　なお現在、より標準化された「復職準備性評価表」をメディカルケア虎ノ門、品川駅前メンタルクリニック、NTT東日本関東病院が共同で開発し、運用を始めています。

7.評価の限界と意味

　リワークプログラムで行われている評価は、リワークプログラムが行われている施設での評価であり、実際に職場に戻ってやってみないことには分からない面もあります。それはリワーク機関と職場では環境が違うからです。特に、ストレスが高く突発的なことが起きやすい職場環境では、リワークプログラムで行っていたことがそのまま通用するとは限りません。

　ただ逆に、リワークプログラムでできていなかったことは、ストレスが高い職場でいきなり実行できないでしょう。また、リワークプログラムで生じる課題や問題は、職場で起きていた課題や問題の「再現」であることも多く、適切な評価を通じて、職場に戻る前に対処を考えておくことには、治療的に大きな意味があると思います。

6章 スタッフのかかわり

片桐陽子

はじめに

　リワークプログラムの運営においては、どのようなスタッフがどのような動きをするかがなにより大切であると考えています。もちろん、場所（都会か地方か、病院かクリニックか）や枠組み（デイケアかショートケアか、外来精神科作業療法か、通院集団精神療法かなど）といった要素も重要ですが、リワークプログラムの有効性や雰囲気など本質的な部分を決定するのはスタッフであるといってもよいでしょう。

　この章では、筆者が勤務する宇治おうばく病院復職トレーニング専門デイケア「バックアップセンター・きょうと」（以下、当デイケア）での様子を中心に、スタッフのかかわりや役割について述べます。

1. 構成

　職種、年齢、性格など、スタッフをどのように構成するかは、リワークプログラムを始めるときにまず悩むことではないかと思います。

　職種ごとの得意分野がありますが、参加者への援助やプログラム運営など毎日の仕事や役割については、共通する点も多くあります。基本的な知識（うつ病や気分障害をはじめとする精神科疾患の知識、復職にかかわる制度・システム等）と技術（基本的な面接技術、集団運営スキル等）を共有したうえで、各職種の持ち味や各スタッフの個性をどのように活かすかが重要です。

⑴ 職種

　どのような枠組みでリワークプログラムを提供するかによって、必要とされる職種が異なります。当院では精神科デイケア・ショートケア（小規模なもの）として運営しており、専従スタッフとして看護師（精神科デイケア経験がある者）と精神保健福祉士が各1名ずつ、非専従スタッフとして臨床心理士が2名（1名は週4〜5日、1名は週1日）、看護師が1名（週2日）、精神保健福祉士が1名（週1日）の計6名が従事しています。また1名の専従医師に加え、3名の非専従医師がいます。その他、ヨガ講師1名、アロマセラピー講師数名などがプログラムに関わっています。

　デイケアスタッフとしては、他に作業療法士が入ることもあるでしょう。おもだったスタッフをどの職種にするかによってデイケアの色合いも違ってきますので、目的や参加者（患者）層に合わせて、それぞれのリワークプログラムに適当と思われるスタッフをそろえるとよいでしょう。

　職種ごとの役割分担については、大雑把にいえば次のようになります。看護師は身体面のケアや服薬に関する相談にのります。精神保健福祉士はさまざまな社会資源についての情報を提供します（当デイケアでは無職の方も一定の条件を設けて受け入れていますので、無職の方の就労援助に必要な社会資源に関する情報の提供は、精神保健福祉士が担当しています）。臨床心理士は心理面や発達面のアセスメントの他、1対1の継続的なカウンセリングでの治療経験を生かして、他のスタッフに個別のスーパーバイズを行うこともあります。作業療法士は作業プログラムの組み立てや作業評価を行います。

　どの職種が責任者になるかによっても、プログラムの色合いが決まってくると思います。当デイケアは臨床心理士である筆者が責任者ですので、心理的とくに認知行動療法的な評価と治療に重点をおく傾向にあり、参加者に心理療法（カウンセリング）の併用をお勧めすることも多いです。

⑵ 性格

　いろいろな個性のスタッフがいてよいと思いますが、集団プログラムなので、基本的な資質として協調性が求められます。

またリワークプログラムは新しい試みですので、いろいろなことを取り入れてより良いものにしていこうという意欲と柔軟性も重要です。これは治療技術だけではなく、社会人としてさまざまな背景を持っている参加者から学ぶという姿勢にもつながります。

(3) 年齢や性別、バックグラウンド

　年齢や性別は、バランスよく配置できれば理想的でしょう。若い人がいれば活気が出ますし、年配のスタッフがいれば参加者や若いスタッフの安心感につながります。しかし、そううまくいくとは限りません。当デイケアでも専従スタッフはすべて女性ですし、40歳代以上のスタッフもいません。スタッフのバックグラウンドをバランスよくそろえることは今後の課題ですが、すぐに変えるわけにもいかないので、現在のスタッフ構造のアンバランスさを念頭に置き、その影響を観察するように心がけることが重要だと考えています。

　また、スタッフのバックグラウンドに関しては、社会人経験をもっていること（とくに医療業界以外を知っている）や、精神科疾患の急性期の治療に携わった経験があることも役立ちます。前者については、言うまでもなくリワークプログラムは休職中の方々が社会に戻っていくお手伝いをするわけですから、企業や組織の内情や、そこで働くという感覚を知っているスタッフがいることは、参加者のみならず他のスタッフに信頼感や安心感をもたらします。後者については、リワークプログラムの参加者は回復期に入っているので、希死念慮もなく安定している方がほとんどですが、病状の急変という可能性もあるので、うつ病の急性期の症状や前兆、統合失調症などうつ病以外の精神疾患についての経験があれば安心です。また、参加者の病の体験を深く理解する上で、急性期症状がどれだけ辛いものであるかを知っていることは、大いに役立つと思われます。

2. スタッフの主な仕事

　当デイケアにおけるスタッフの1日のスケジュールは図1の通りです。

　スタッフの主な仕事は、個別担当やプログラム運営、記録、

図1　スタッフの1日のタイムスケジュール

```
8:30 ····· 始業　デイケア開場
           スタッフミーティング
           ・今日の予定の確認（プログラム・入所者・終了者・見学
             者・カンファレンス・院内会議等）
           ・参加者についての報告・話し合い
9:00 ····· デイケアスタート
           《午前のプログラム（個別の復職トレーニング）の間》
           ・復職トレーニングの様子観察
           ・集団活動（ウォーキングやペーパークラフト等）
           ・個別面接・見学者対応・会計表入力
12:00 ···· 交替で昼食・休憩
13:00 ···· 《午後のプログラムの間》
           ・プログラム担当（1～2名）
           ・報告書作成やプログラム準備等デスクワーク
14:45 ···· 終了ミーティング
15:00 ···· デイケア終了
           ・記録（業務日誌・個別活動記録）
           ・受け入れ判定会議・カンファレンス
           ・職場との面談
           ・掃除・整理
17:00 ···· 終業
```

場の整備と備品の管理等に分かれます。これらについて、詳しく述べます。

3.個別担当

　デイケアは集団プログラムを提供する場ですので、すべてのスタッフがすべての参加者を観察し、援助することが基本です。この基本を踏まえたうえで当デイケアでは、よりきめ細かな援助を行うために、3名のスタッフ（看護師・精神保健福祉士・臨床心理士）がそれぞれ参加者を受け持つ個別担当制をとっています。担当スタッフは、病状や生活に関するさまざまな相談を受け、復職に向けたプランニング、主治医や職場との連携などを行います。病状の変化や復職に関する動きなどの参加

者に関する情報は、毎朝のスタッフミーティングの時間にスタッフ間で共有され、緊急時には責任者や主治医に報告し相談します。

　また担当スタッフは、午前中の復職トレーニングの時間に参加者に面接を行います。その中で現在の気分や行動の確認、課題・役割の設定とフィードバック、復職に向けての打ち合わせなどを行います。面接は少なくとも2週間に一度は行い、その他、本人の希望があったときや必要な時期（病状の変化や復職に関する動きがあったときなど）に実施しています。

　このようにして参加者との信頼関係を築くように努めますが、参加者が担当スタッフに不満をもつなど関係が悪化することがあります。スタッフへの不満は、参加者の元々の対人関係のパターンの反映として起きていることが多いので、基本的には担当スタッフを変更せず、治療に関する参加者の問題として取り扱っていきます。ただ担当スタッフがミスをした場合など、必要な時には責任者や担当医が介入します。

(1) 現在の状態（気分や行動）の把握

　気分の波と日々の活動との関係を把握するために、参加者には週間活動記録表（1週間分の行動と気分指数を記録する表）を記載してもらいます。また担当スタッフからみた参加者の気分状態をフィードバックすることで、自己評価と他者評価の違いを確認してもらいます。自覚的にはまだまだ気分がすぐれないと思っていても、気分指数は若干改善していたり、スタッフから見ると表情が和らいだなどの変化が見られる場合もあり、そうした事実を伝えると、参加者の自己観察能力や治療意欲の高まりにつながります。また気分が躁的になったときは参加者自身では気付かないことが多く、スタッフからの指摘が重要です。

　早く復職したいという焦りから、無理していきなり毎日通所しようとする人や、課題をたくさん作ったりする人がいます。逆に十分回復してきているにもかかわらず、復職への踏ん切りがつかず足踏みする人もいます。焦って負荷をかけすぎる人にはペースを守るよう働きかけ、しり込みする人には少し発破をかける必要があります。

(2) 課題・役割の設定とフィードバック

　プログラムへの参加日数は、復職期限など参加者の状況によって異なりますが、基本的には週3日程度から開始し徐々に増やしていきます。個別課題については、読書や新聞の打ち込みなどから開始し、徐々に本の要約の提出や病歴の振り返り、資格の学習、専門書の勉強など仕事に近い内容にしていきます。また2つ以上の課題や役割を同時に与えたり、締切を短くするなどして負荷を高めていきます。

　復職が近づいてきた人には、プログラムの進行役や行事の実行委員なども担当してもらいます。これは、企画・計画、他の参加者と役割分担した共同作業など、本の要約などのデスクワークではできない実際的な動きのトレーニングになります。行事が終わった後、面接の中で振り返りを行い、スタッフからの評価をフィードバックします。ここでも自己評価と他者評価をすり合わせ、課題の遂行状況をより正確に把握できるよう援助します。

(3) 主治医との連携

　主治医が他の医療機関にいる場合は、3ヵ月ごとに報告書を郵送するほか、病状に変化が見られるときや職場とのカンファレンス前などには、電話で報告・相談をします。他の医療機関に主治医がいる場合、当院の医師が主治医の場合と違ってどうしても緊密な連携が難しいので、双極性Ⅰ型障害やパーソナリティ障害の方、攻撃性の高い方は利用をお断りすることにしています。

(4) 職場との連携

　必要に応じて職場の方に来所していただき、カンファレンスを実施します。たいていはあと1～2ヵ月で復職できるだろうという目処が立ってきたときに行います。カンファレンス日の設定はトレーニングの一環として参加者自身に行ってもらいます。カンファレンスには参加者と職場担当者（上司や人事担当者、健康管理スタッフなど）、主治医（当院に主治医がいる場合）、担当スタッフが出席し、まれに家族に参加していただくこともあります。

カンファレンスでは、デイケアスタッフから病状や活動の様子を報告し、職場の方からもともとの仕事ぶりや休職前の様子などをうかがいます。調子を崩す前はどの程度の仕事ができていたのか、折衝能力など対人スキルはどうだったのか等、健康だったときの能力をうかがうことで、現在の状態との差や、今後どの程度回復が見込めるかを推測できます。また、どのような経緯や要因で休職に至ったと考えているか職場の見解を聞くと、参加者の認識との間にズレが見られる場合があります。こうしたズレを確認しておかないと、職場が参加者に期待する仕事内容や働きぶりと、参加者が職場に求める処遇との間にズレが生じる可能性があります。参加者本人、職場、デイケア（主治医）の間で、復職時期について大まかな合意が取り交わせたら、復職へのプロセスについて話し合います。産業医面接や復職判定委員会といった職場での判定システム、診断書等の必要書類の他、休職中か復職後にリハビリ出勤が行える場合はその内容についても確認します。

　カンファレンスをもつことには多くの職場が協力してくれますが、断られる場合もあります。単に職場側が忙しくて出向くことが困難という場合には、参加者の了承を得て電話で連携をとります。ただ、ときにはデイケアスタッフが積極的に介入することで、かえって復職後の風当たりなど参加者の処遇へのマイナスの影響が予想される場合があります。言うまでもありませんが、参加者とよく話し合い、参加者の復職に（大きく言えば人生に）プラスになるような介入をする必要があります。

(5) 家族からの相談

　通所開始時にご家族に向けてのお願いという書面をお渡しし、必要時には連絡をもらうようにしています。普段は電話での相談ですが、家族交流会の日に、希望者には個別に家族面談を実施しています。

(6) 評価

　担当スタッフだけではなく、他のスタッフと相談してさまざまな面から評価を行います（評価についての詳細は5章参照）。
●**出席状況**：通所予定日のうち、何日通所できているか、遅刻

早退はあるかなどを見ます。当デイケアでは、最低1ヵ月間は週5日休みなく通所できることが復職可能の条件と考えています。この場合の休みには、原則として風邪など身体症状による欠席も含みます。

- **体力や体調、気分の変化**：体力・気力の回復度や自己コントロール度を見ます。気分が低迷したときの対処法がどのように変化しているかも観察ポイントです（以前は気分が悪くなるとデイケアを休んでいた人が、気分が悪くてもとにかく通所してみようと考えて出席できるようになったなど）。
- **集中力・意欲**：個別課題時間における集中時間・離席頻度・雑談時間やプログラム全体に対する参加意欲、積極性などを観察します。
- **課題遂行能力**：ストレスマネジメント講座やSST（社会生活技能訓練）での理解度に加え、本の要約等の個別課題での所要時間や内容のまとまり具合、担当した実行委員や進行役での遂行度などを観察します。先に述べたように、自己評価と他者評価の一致度も重要な評価ポイントになります。
- **対人関係能力**：実行委員や進行役での動き方（役割分担の仕方やリーダーシップの取り方など）やグループ作業での様子、日常での交流の様子（参加者の中でどのようなポジションを取りたがるか、どういったタイプの参加者と仲良くしているかなど）を観察します。対人関係能力は職場に戻る上で非常に重要なポイントになります。うつ病の方には対人関係が苦手な方も多いので、再発予防の観点からも対人スキルを少しでも伸ばすことが重要と考えています。
- **心理テスト**：CES-D（うつ病の自己評価尺度）とウィスコンシンカード分類テスト（前頭葉機能検査）を通所開始時および終了時に実施しています。必要に応じて知能検査や人格検査も行い、客観的な資料としています。知的能力の低さや発達障害の疑いなど、別の問題が背景にあることが心理検査によって判明することがあります。

(7) 報告書作成

個別担当スタッフは、利用初期に参加者の基本情報用紙（個人データベース）、3ヵ月ごとに定期報告書、利用終了時に終

了報告書を作成します。用紙の内容については、後述の「5．記録・書類作成」(p.85～)で触れます。

4. プログラム

どのようなプログラム構成にするのかを考えるところから、プログラムにおけるスタッフのかかわりは始まります。リワークプログラムをどのような枠組みで提供するか（デイケアかショートケアか精神科作業療法か、対象人数など）、どのような点を治療の主眼に置くか、どのような患者層を対象とするか（疾患の幅や職業等）によって、スタッフのかかわり方は違ってくるでしょう。

［リワークプログラム］

(1) プログラムの目的

当デイケアでは、次のような目的でプログラム内容を構成しています。
- ストレス耐性をつけ、再発を予防する。
  →ストレスマネジメント講座、症状（病歴）振り返り作成
- 集中力など知的作業能力を高める。
  →復職トレーニング（個別課題）、創作活動
- コミュニケーション能力を高め、社会適応力を向上させる。
  →SST（社会生活技能訓練）
- 実践力をつける。
  →メンバープログラム、スポーツ担当、行事の実行委員
- 身体機能を活性化し、心身のバランスを整える。
  →ヨガ・ストレッチ、スポーツ、アロマセラピー
- レクリエーションおよび他者との交流を図る。
  →卒業者との交流会、家族交流会、花見、ハイキング、工場見学

(2) プログラムの内容

次に具体的なプログラムの内容とスタッフの動きや役割について述べます。

プログラムは大きく分けて、本の要約や病歴の振り返りなど個別の課題を行うもの（当デイケアでは「復職トレーニングプログラム」と呼んでいます）と、グループプログラムの2つに

分かれます。

　「復職トレーニングプログラム」では、参加者が課題に取り組んでいる様子を観察します。このプログラムでの様子は、復職後デスクワークにどれ位集中できるかの目安になります。

　当デイケアでは「復職トレーニングプログラム」の中に、任意参加の小グループプログラムを入れています。ウォーキングやペーパークラフト作り、指編み（靴下の製造過程で出る廃棄部分をつなぎ合わせて座布団などを作ります）、ダイエットプログラム、マインドフルネス瞑想などです。ウォーキングは身体の活性化や体力作りを目的として週２回30分程度行います。月に一度は「デジカメ散歩」といって文字通りデジカメを持って散歩を行います。病院周りの見慣れた風景を歩くのですが、季節の移り変わりや植物の成長といった微妙な変化を感じ取ったり、普段は見過ごしているものを改めて観察することで新たな発見をしたりと、自分と環境とのつながりを感じ取ってもらうのに役立っています。ペーパークラフトや指編みは、手を動かす作業で気分転換を図ったり、ものが出来上がっていく達成感を得ることができます。こうした工作的な作業は、大人になるとなかなか行う機会が少ないので、目新しくも感じられるようです。

　リワークプログラムに参加するうつ病の方には、30～40代の男性でメタボリック症候群をお持ちの方も多くいます。うつ病になって家にこもり、過食になったりして急に体重が増加した方も珍しくありません。精神面だけでなく、身体面での健康増進を図っておくことも職場復帰する上で重要ですので、看護師がダイエットプログラムグループを主催しています。体重や食事内容の記録をつけて、メンバー同士で話し合い、看護師が助言を行います。

　マインドフルネス瞑想は、再発予防の柱として行っているストレスマネジメント講座の内容とも関連しており、臨床心理士が担当しています。週に一度短時間ではありますが、自分に起こっていることに静かに注意を向け、ありのままを受け入れる瞑想の時間を設けています。マインドフルネス瞑想は、認知療法を効果的に行うための基礎にもなると考えています。

> 復職トレーニングプログラム

> マインドフルネス瞑想

⑶ スタッフ

　ダイエットプログラムとマインドフルネス瞑想以外の任意参加の小グループプログラムでは、スタッフは固定していません。プログラムごとに観察ポイントは違いますが、スタッフが一緒になって楽しみながら体験するというスタンスが大事ではないかと思います。

　任意参加以外のグループプログラムにも、担当スタッフを固定しているものとしていないものとがあります。

〈担当を固定しているもの〉
・ストレスマネジメント講座：臨床心理士2名
・SST（社会生活技能訓練）：精神保健福祉士2名
・アロマセラピー：看護師2名
・ナースプログラム：看護師2名

〈担当を固定していないもの〉
・ヨガ、スポーツ、創作、特別プログラム（料理、ハイキング、工場見学など）、行事（家族交流会、卒業者との交流会）

　職種の専門知識や特性が必要とされるプログラムはスタッフを固定しています。ストレスマネジメント講座では「ストレス概論」から始まり、「職業的ストレスについて」、「ストレスが強くなる考え方・小さくなる考え方（認知的評価）」、「マインドフルネスと再発予防」、「ストレスコーピング」、「問題解決療法」、「アサーショントレーニング」、「自己覚知ワーク」といったテーマを取り上げています。講義だけではなく、チェックリストを用いて自分の特性を認識したり、グループでディスカッションを行い他の人と気持ちや考えを共有したりします。参加者はそれぞれにうつで辛い思いをした体験をもっています。そうした体験を同じような悩みをもつ人と共有することで、安心感を得たり、孤独感から解放されたりします。またピアカウンセリングのように、治療者からのものではない、同じ立場の仲間からの意見は素直に聞くことができるようです。こうしたときのスタッフの役割は、安全な場を提供することだと思います。うつ病の発症につながった職場での辛いエピソードを想起させる課題に参加者が安心して取り組めるのは、専門家がデイケアという治療の場に枠を作っているからこそでしょう。

　SST（社会生活技能訓練）は、トレーニングを受けた精神保

健福祉士が担当しており、「SSTとは」「よいコミュニケーションとは」「話を聞く技術」「1対1での会話」「集団での会話」「プラスの気持ちを伝える」「マイナスの気持ちを伝える」「依頼をする」「プレゼンテーション」「職場でのSST」といった内容で行います。はじめにウォーミングアップとしてゲームを行い、講義、そしてロールプレイとフィードバックというのが基本的な流れですが、ビデオ撮影することもあります。対人関係のもつれからうつ病を発症した方は対人スキルに問題がある場合が多く、適応的なコミュニケーション技術の獲得は、再発予防の観点からも非常に重要なポイントとなってきます。

アロマセラピー は、心理面への効果だけでなく身体機能にも密接に関係しており、アロマセラピーの研修を受けた看護師が担当しています。香りの効能などに関する講義の他、アロマ石鹸作りやハーブティーの試飲なども行います。また、マッサージ実習では専門の講師に来てもらい、手と足のマッサージを練習します。参加者は男性が圧倒的に多いのですがアロマに興味を持つ人が意外と多く、なかには自分でアロマオイルを購入して自宅で楽しんでおられる方もいます。

ナースプログラム は、文字通り看護師が担当するプログラムです。「うつ病の薬について」、「喫煙の害」、「検査データの見方」、「花粉症について」、「インフルエンザについて」など、心身の健康に関するテーマを多岐にわたって取り上げています。看護師が講義をすることもありますが、禁煙外来担当医師や薬剤師、管理栄養士など、さまざまな専門職スタッフに協力してもらうことで、より参加者のためになるプログラムが提供できると思います。当デイケアは病院内にありますので、さまざまな専門家の力を利用できることも長所の1つです。

ヨガやスポーツ、創作、特別プログラム（料理、ハイキング、工場見学など）、行事（家族交流会、卒業者との交流会）は、担当者を固定せずその都度決めています。ヨガは講師の方に来てもらって、スタッフが一緒に参加します。スポーツ は、体育館でバドミントンや卓球、ソフトバレー等を行うことが多く、過ごしやすい季節には屋外でソフトボールやキックベースボール、テニス、大縄跳び等も行っています。当院の隣には公営の総合公園があり、体育館や野球場、テニスコートを借りる

ことができます。スポーツをするのは何十年ぶりという参加者もたくさんいますが、勝ち負けを気にせずのびのびと体を動かすことで、身体的な発散だけでなく仲間との交流も図れ、とても楽しい気分になれるようです。スポーツの時は笑いも多く、子どものように純粋に楽しんでおられる方が多いのが印象的です。スタッフも一参加者として楽しみますが、安全面に気を配ることも重要です。スポーツは怪我の危険性があるので、怪我が起こったときの対処法や連絡方法をあらかじめ決めておくことが必要です。とくに、体調の悪い人や年齢が高い人には、無理をせず体力に応じた運動量で動いてもらうように（自分ではもっと動けるはずだと思っていても、体がついていかないという方も多いようです）、スタッフが注意する必要があります。

　特別プログラムには、季節にちなんだ料理プログラムや花見、ハイキング、工場見学といったものがあります。料理やハイキングでは参加者の中から3名ほどの実行委員を決め、メニューや行程などの内容について計画し、実行してもらいます。1名の担当スタッフがつきますが、はじめに時間や予算などの枠を提示した後は、こちらが提供できる範囲内で計画が進んでいるかどうか、時間的に間に合うかなどをチェックする程度です。スタッフは、実行委員がどのような動きをするのか（計画性、折衝力、リーダーシップなど）を主に観察しています。工場見学は外部との折衝があるため、スタッフが計画します。普段はデイケア内での活動が大半なので、たまに新聞社や飲料会社、工具会社等に出かける活動は、参加者にとって気分転換になるようです。スタッフも一緒に楽しんでいますが、外へは電車やバスなどで出かけるのでその手配が必要になりますし、トラブルや怪我、調子の変化などがないか目を配る必要があります（電車がしんどいという不安障害の方などは特に注意が必要です）。

　家族交流会や卒業者との交流会は、土曜日に開催しています。年3回の家族交流会では、参加者によるデイケア紹介や担当医・スタッフのミニ講義、家族と参加者に分かれての交流会を行います。家族に実際にデイケアを見てスタッフと話してもらうことで、参加者が毎日どのような様子なのかを知っていただくことができます。また参加者がリワークプログラムに通う

前は孤立しているのと同様、家族も辛さや葛藤を抱えていることが多く、病気が長引けば長引くほど、参加者に罪悪感をもったり攻撃を向けたりして、家族関係が悪化していることがあります。他の家族と交流することで、辛い気持ちを発散でき、自分達だけではないという安心感をもつことができます。参加者のみならず家族へのサポートを行うことはスタッフの非常に重要な役割といえます。

家族

　卒業者との交流会は年2回行っています。実行委員になった参加者とスタッフは大変ですが、回を重ねるにつれて交流会への参加者も増え、スタッフにとっても元気な卒業者とお会いできることは大きな喜びです。

5. 記録・書類作成

　デイケア、作業療法や通院集団精神療法など、どんな枠組みでリワークプログラムを行うにしても、個人記録や業務日誌など診療報酬請求上の必要書類があります。それに加えて、運営上必要となる書類も出てきます。ただし、いたずらに形式的な書類を作ると記録ばかりが増え、デスクワークの時間が業務を圧迫する結果になってしまいますので、プログラムごとに本当に必要な書類かどうかを吟味することが重要です。また、作成した書類は形骸化させず、使いやすいように適宜改訂していきます。

　以下に当デイケアで使用している記録・書類を挙げます。

(1) 個別記録

　参加者に関する事柄のすべてを記載します。活動の様子や気分、体調、発言内容等に加え、欠席時の様子（連絡があったか無断欠席かなど）、カンファレンスの内容、今後のプラン、主治医や担当医への報告および指示された内容、職場などと連携をとる際に確認する本人の承諾、家族とのやり取り、課題や締切などです。

(2) 個人データベース表

　基本となる情報を記載します。現病歴や生活歴に加え、詳しい就労歴、職場の状況、家族関係、経済状況などを確認し、初

期アセスメントの結果（CES-D、ウィスコンシンカード分類テスト、対人関係能力、サポート体制）とともに通所開始当初の課題を書き入れます。この表は通所開始後1～2週間後に行う受け入れ判定会議までに作成しておきます。受け入れ判定会議とは、通所継続が適当かどうかを担当医および主治医、スタッフで検討するカンファレンスで、集団生活に問題があると判断される場合には通所継続をお断りすることがあります。また通所継続可となった場合は、当面の課題や見通し、必要な検査や薬剤調整などを話し合います。

(3) 定期報告書・終了報告書

　主治医と担当医に提出する報告書で、出席状況（予定日数のうち何日通所できたか、欠席理由は何か）やプログラム参加状況、活動の様子、課題の内容・遂行度、気分・体調の波、知的作業効率、体力・身体作業能力、対人関係能力、ソーシャルサポート面などを記載します。急を要さない相談事や伝達事項も記載し、医師からコメントをもらいます。主治医が他の医療機関にいる場合は、次の診察時に参加者自身に持参してもらいます。

6.場の整備と備品の管理

　リワークプログラムをどのような場所に設けるかによって、雰囲気も違ってきます。窓があって自然光が入り、緑が見られるといった環境があれば言うことはありませんが、都会のビルの中など窓のない場所に部屋を設けざるを得ないこともあるでしょう。限られた条件の中で毎日6時間を気持ちよく過ごしていただくためには、スタッフが部屋を清潔にきちんと整頓しておくことが重要です。気分がふさぎこんでいるときには部屋の片づけもままなりませんが、リワークプログラムに来ると明るく清潔な環境で活動できるという体験を積み重ねていくことで、気持ちが前向きになり、オンとオフのめりはりがついてくるのではないかと思います。直接的な援助ではないにしても、こうした環境作りに心を配るかどうかも、スタッフの基本的な姿勢に関わることだと思います。

7. その他（フォローアップ、病院外での活動）

フォローアップ

　参加者がリワークプログラムを卒業された後は、通常主治医の外来診察で継続治療を行います。プログラム自体は終了しても、参加者のうつ病治療が終了したわけではなく、むしろ職場復帰後に再発・再燃のリスクが高まります。リワークプログラムによっては、フォローアップグループを持ち、職場復帰後の支援体制を作っているところもあります。当デイケアでは、まだ特別なプログラムを整備できておらず、外来診察と希望される方へのカウンセリング位しかフォローアップの方法がありません。スタッフの数や業務量も限られている中で、フォローアッププログラムを整えるのは大変ですが、再参加者が徐々に増えている現状もあり、現在、認知行動療法やSSTなどのグループを卒業者対象に設定する準備を進めています。

　また、病院外での啓蒙活動として、メンタルヘルスセミナーの開催や、研修会・講演会の講師参加などを行っています。メンタルヘルスの重要性を広く世間に知ってもらい、うつ病、とくに復職支援について正しい知識をもってもらえるよう、職場や地域のメンタルヘルス研修会などに機会があればできる限り出向くようにしています。

8. スタッフのやりがいと難しさ

　リワークプログラムという比較的新しい試みの中で、スタッフは試行錯誤を繰り返しながら日々奮闘しています。やりがいを感じるときも多くありますが、援助の難しさを痛感することもあります。ここでは、筆者の勤務するデイケアのスタッフがやりがいを感じるときや難しいと感じるとき、かかわりの中で注意していることや心がけていることなどを挙げてみたいと思います。

(1) やりがいを感じるとき

　参加者の方が無事に職場復帰を果たしてデイケアを卒業されたときは、もちろん純粋にうれしく思います。また、卒業者との交流会に来てくださったり、診察のついでに立ち寄ってくださったりして、元気に働いている様子を報告してくださる時はとてもうれしいものです。デイケアに通所していたときとは一

味違う表情や様子をしておられ、しっかり社会人をしておられるんだなと感じます。60歳近くになって休職した末に頑張って復職された方が、無事定年退職を迎えることができたと報告しに来てくださったときも、しみじみよかったなと感じました。

病気やプログラムに取り組む参加者の姿勢や考え方に変化が現れたときも、やりがいを感じます。たとえば、通所開始当初はスタッフのやり方が厳しすぎるといって批判ばかりしていた方がいました。その方は、自分の感じているつらさは他の参加者もまったく同じように感じているはずだと参加者全員を同一視して、参加者に課題などの負荷をかけるスタッフに対して、怒りを感じていました。担当スタッフに対して最も強い怒りを感じながらも面と向かっては言えず、他のスタッフにこっそり訴えるといった言動もみられ、スタッフにも陰性感情が芽生えました。しかし、担当スタッフとの関係が築かれていくと、徐々に率直な話し合いができるようになりました。それに伴って、スタッフの意図を慮った発言も次第に聞かれるようになり、他の参加者への極端な同一視もなくなっていきました。このような変化を目の当たりにすると、批判や攻撃を向けられても変化の可能性を信じて援助していこうという気持ちになれます。

⑵ 援助で難しいと感じること・注意していること
①参加者の持つ二面性

リワークプログラムには、うつ病を治療中の「病人」でありながら、これから社会に戻っていく「社会人」でもあるという、二面性を持った対象者に援助を提供する場という特性があります。通所開始当初は病人であるというアイデンティティーが強いために受動的な方も多く（しかし社会人としてのプライドは高いのですが）、「ここに来ればそれだけで復職させてもらえると思っていた」と語った参加者もいました。《病を一部に抱えながらも社会人としての役割を担っていく、それを実現する主体は自分である》という意識に変わるよう援助する必要がありますが、スタッフもそのバランスのとり方に難しさを感じます。

②攻撃性の高い参加者

　攻撃的な人がいると、やはり大変です。デイケアは集団の場ですので、他の参加者にマイナスの影響が見られた場合は、スタッフが介入する必要があります。しかし参加者同士のトラブルは、同じ病気を抱えているという同質性のためか意外と少なく、怒りや不満の多くはスタッフに向けられます。他の参加者への影響も心配ですが（大人しいタイプの参加者がしんどくなります）、なにより攻撃を向けられるスタッフが感情的につらくなり、援助への意欲が低下する場合があります。躁状態になり攻撃性が高まっていると考えられるときには、病状として対処すればいいのですが（それでもつらいですが）、パーソナリティ障害の場合は、どのように受容を示しながら、治療としてどう枠づけするべきかが曖昧になりがちで、葛藤が生まれます。

　また、参加者との間に大きなトラブルが生じたり、信頼関係を築けなかったりして治療の継続が困難と思われる場合には、担当医から治療枠を提示してもらいます。日頃から担当医とスタッフとの間で信頼関係を築いておくことによって、トラブルの拡大やスタッフの揺れを防ぎ、安心感を確保することができます。

③うつ病以外の問題を抱えている参加者

　リワークプログラムでうつ病として援助を行っていると、背景に別の問題が浮かび上がってくる場合があります。能力不足や性格の偏りが職場不適応の大きな要因であることも少なくありません。知的能力が低かったり、得意・不得意のバラつきが大きく、発達障害が疑われるケースもあります。前述したように、攻撃性や他罰傾向が強いといったパーソナリティの偏りや、内省力や自己洞察能力の極端な乏しさなどが根本的な問題と考えられる場合もあります。こうした場合は、まず主治医に報告し、参加者本人や家族にどのようにして伝えるかを含めて、今後の治療方針を相談します。こうした問題を棚上げにしたまま復職しても、うつが再発する可能性が高いと考えられる場合は、主治医からその旨を説明してもらい、どのような方向で治療を続けていくのか、元の職場への復職を目指すのかなどを確認する必要があります。しかし参加者やご家族が、これら

の指摘を受け入れて、現実的な復職を目指せるように援助をするのは非常に難しい仕事です。

④スタッフの距離の取り方

筆者は臨床心理士で、デイケア開設までは病院内の臨床心理室でカウンセリングや心理アセスメントを担当していたので、毎日6時間も参加者と共に過ごすデイケアという治療構造に、はじめは戸惑いを感じました。行動や対人パターンを直接的に観察でき、カウンセリング場面などでは見えにくい生の患者さんが見られるので、とても興味深い一方で、スタッフ自身も生身をさらす部分が多く、感情も喚起されやすいので距離の取り方が難しいと感じます。病棟の看護師も24時間患者さんのケアをしていますが、病棟は場全体で抱えるという色合いが強いので、やはりデイケアのほうがスタッフの個性が、参加者にさらされやすいのではないでしょうか。

⑤他の医療機関との連携

他の医療機関に主治医がいる場合、うまく疎通が図れないことが稀にあり、そうしたときも援助に難しさを感じます。もちろんたいていの医師は協力的ですし、参加者が順調に回復している時は非協力的でもあまり問題はありません。しかし病状が安定しない際にうまく連携が取れないと、その状態から脱しにくく、結局は参加者の不利益になってしまうので、スタッフは無力感に襲われることがあります。

おわりに

参加者へ良質の援助を行うためには、スタッフ自身のメンタルヘルスを健康に保つことが重要です。時には愚痴を言ったり、弱音を吐いたりすることも必要で、責任者はこうした時間や場所、関係性を提供する役割も担っています。今後は、うつ病リワーク研究会でも、プログラムや枠組みについての研修を行うだけではなく、機関を超えてスタッフ同士が支え合えるようなシステムを作ることも必要だと考えています。

7章 アクシデントへの対応

横山太範

はじめに

　他の精神科医療サービスと同様、リワークプログラムにおいてもさまざまなアクシデントが生じます。対応方法は医療機関ごとに異なっていて当然で、今回紹介する内容が唯一のものではありません。ここでは、さっぽろ駅前クリニック 北海道リワークプラザ（以下、当院）での経験を中心にアクシデントへの対応について述べますが、実験的な取り組みのレベルのものもあり、筆者を含め当院のスタッフも経験から学んでいる最中です。

1. 予防

　事前にルールを決め、あらかじめ参加者に説明しておくことで、アクシデントに備えることができます。ルールをただ押しつけるのではなく、プログラムを利用している人全体の利益を守るためにルールが定められていることを説明することが大切です。職場では、全体の利益のために個々の人がきちんとルールを守ることが重要であり、ルールの目的を理解し守ろうとすることは、復職のための大切な第一歩です。ルールを文書にまとめておいて参加希望者に示し、最後に「上記の説明の内容をよく理解しました。スタッフの指示に協力するよう努め、ルールを破る行動をとった場合には、スタッフの判断によりリワークプログラムの参加中止を指示される場合があることを、理解、同意した上で、プログラムへの参加を希望します」という文章に、署名してもらっておくとよいでしょう。これは、治療の説明同意の原則でもあります。

リワークプログラム
アクシデント

2. 問題傾向の把握

　参加者の病態は均一ではありません。うつ病という診断で利用を開始した後に、さまざまな他の問題点が明らかになってくる場合もあります。自院の患者であれば、ある程度予想がつきますが、紹介されてきた患者では予想が困難な場合もあります。また、診断とは別に、集団の中で問題を起こす参加者もいます。他の参加者とさまざまな関係が生じて、参加中断という決定に至ると、当事者はもちろん、他の参加者にも大きな影響を与えますので、利用開始前の問診などで、可能な限り問題を起こす可能性をあらかじめ把握しておくことが重要です。

アルコール依存

(1) アルコール依存

　アルコール依存の患者さんの中には、紹介状もなく来院してきて、アルコール問題で入退院を繰り返しているにもかかわらず、本人も家族も「うつ」で入院していたとだけ説明する人がいます。もちろん、うつとアルコール依存が合併していることはしばしばありますので、入院時には気分症状が主だったのかもしれません。しかし、うつの背景について把握しておくことが重要ですので、入院歴がある場合には、患者の同意を得て治療内容などについて照会します。

　アルコール依存が明らかとなったなら、リワークプログラムよりもアルコール依存の治療を優先します。家族を呼んで対応について指導し、AAや断酒会を紹介します。

AA
Alcoholics Anonymousの略。アルコール依存症者やアルコール問題を抱える者の自助グループのこと。

　リワークプログラムへの参加を開始した後に、アルコールの問題が明らかになることもあります。酒気を帯びて来院した場合は、ただちにプログラムへの参加中止を指示します。また、治療上リワークプログラムよりも他の治療が優先すると医師が判断した場合には、リワークプログラムの一時中断を指示することがある旨、事前に説明しておきます。

パーソナリティ障害

(2) パーソナリティ障害

　アルコール依存の場合と同様、利用を申し込んできた時点での問題傾向の把握が重要です。衝動性が高かったり、対人関係に極端な偏りを抱えている患者さんは、集団での治療にすぐにはなじめないため、初めは個人療法が主体となり、リワークプ

ログラム参加までに時間がかかることがあります。

　暴力や衝動行為がみられた場合には、ただちにプログラムへの参加中止を指示します。ただし、暴力がある日突然発生するわけではなく、少しずつ、周囲への迷惑行為、ルール破り、不穏な状態が見られていることが多いのです。医療事故を防ぐために小さなエラーを見逃してはいけないのと同様に、暴力という大事故を防ぐためには、些細なルール破りを見過ごしてはいけません。どうしてルール破りをしたのかを尋ね、ルールを守ってリワークプログラムを続けたいのか、ルールがあまりにもストレスならばリワークプログラムを一旦中止するのか、本人に選択してもらうのがよいでしょう。

　細かな事態にはリワークプログラムのスタッフが対応しますが、スタッフに怒る、怒鳴るなどの事態が出現したら、責任者や主治医などに情報を伝達し、これらのスタッフが対応にあたります。また、一般的なこととして、可能な限り一部屋に複数のスタッフを配置するのが望ましいでしょう。

(3) 双極性障害Ⅱ型

> 双極性障害Ⅱ型

　現在、リワークプログラムを提供している医療機関では双極性障害Ⅱ型の患者さんへの対応に苦慮していると聞きます。軽躁状態になったときの行動が、他の患者さんに強い影響を与えるからです。双極性障害Ⅱ型の患者さんは自己主張が強い場合が多く、こつこつと地道に職場復帰の努力をするのが難しいようです。そのため休職を繰り返し、最終的にリワークプログラムのある医療機関へと紹介されて来ることもあります。

　双極性障害Ⅱ型については注意して病歴を聞くことが重要ですが、診断のための情報がうまく得られないこともしばしばあります。双極性障害Ⅱ型の患者さんは、抑うつエピソードの時しか医療機関を受診しないため、しばしば単極性のうつ病と診断されています。また、診察室の医師との面談では、軽躁症状が隠されていることもよくあります。そのため、リワークプログラムに通うようになって初めて、他の患者さんへの言動で軽躁状態が観察されることがあります。この場合、リワークプログラムのスタッフから主治医に情報を伝えることが重要です。自施設内に主治医がいる場合にはあまり問題がないのですが、

> 抑うつエピソード
>
> 気分障害の各病相のことをエピソードという。双極性障害Ⅱ型では、短い軽躁病エピソードをはさみ、大部分が抑うつ（あるいは、うつ病）エピソードのため、うつ病と診断されてしまうことがしばしば起こる。

他施設の主治医に対しては、スタッフの観察した内容が十分に伝わる体制を作っておくことが必要です。軽躁状態に対して、薬物の変更・調整を要する場合には、しばらくリワークプログラムへの参加を控えてもらう場合もあります。

⑷ プライベートな交流

　参加者は、病気や休職など通常他人に話さないことを情報として共有し、復職を目指すつらい状況をお互いに支え合っているため、親近感が生じやすいようです。リワークプログラムでは、このような親近感をグループのまとまり、凝集性として治療的に生かしていきます。参加者同士の交流がプライベートな状況に及んでいくこともよくありますが、集団精神療法ではグループ外の交流を禁止する考え方もあります。いずれにしても、トラブルを防ぐという意味では、リワークプログラム外での交流を原則禁止し、個人情報の交換は自己責任になるということを、ミーティングなどで繰り返しアナウンスすることが大切です。

<small>グループの凝集性</small>

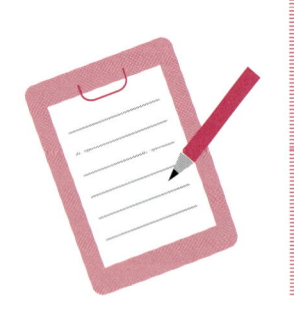

⑸ 治療への不満

　スタッフの指示に従わず、プログラムに不平不満ばかり訴える患者さんがいます。「自分の職場ではワープロは使わない」とか「個人で作業を行うので、集団活動は不要である」などという発言がよく聞かれます。プログラムの内容をよりよくするための指摘は真摯に受け止めなければいけませんが、スタッフへの個々の不平不満は、スタッフへの依存や自己への不安の表れとして取り扱います（「5．チャンス」p.98参照）。不平不満を治療的に扱うためには、定期的なスタッフ－参加者ミーティングなど、参加者が不満を建設的に表明できる場を確保しておきます。そのうえで、こういう場以外では、患者の不平不満に個別には対応しないことを伝えます。

3. 情報共有と連携

　「2.⑶双極性障害Ⅱ型」でも述べましたが、リワークプログラムで初めて観察される所見もたくさんあります。また、リワークプログラムを通して参加者に関わるスタッフの職種が多様

なので、情報の共有や連携が重要な意味を持ちます。基本的なルールについては参加者に文書で示し、十分に説明して同意を得ておきますが、ルールの運用についてもスタッフ間で足並みをそろえておかないと、混乱が生じる場合があります。

(1) 主治医との情報共有

　紹介状などで主治医からの依頼がなければリワークプログラムは開始されませんので、主治医との情報共有は、治療上必要なことであれば問題ないと考えてよいでしょう。あらかじめ説明の文面に記載しておくと、なお安心かもしれません。

(2) 職場の上司や産業医との情報共有

　主治医以外との情報の共有には、患者さんの同意が必要です。あらかじめ書式を定めて、必要時に同意の署名をもらいます。また主治医が別の医療機関にいる場合には、リワークプログラムを提供している医療機関のスタッフは直接職場とのやりとりは行わず、原則として主治医を通じて情報を提供するのが望ましいでしょう。

(3) 同じ職場からの参加希望

　同じ職場から複数の参加希望がある場合は、一方が他方の（あるいは相互に）発症の原因となっていることがあるので、慎重な対応が必要となります。産業保健師に調整を依頼したこともありましたが、個人が特定されると個人情報の観点からは問題があり、すでに利用を開始している患者にまず意見を求めるのがよいかもしれません。ただ、これまでの当院の経験では、それほど問題とはなっていません。

4. 復職判定

　主治医の診断書は重要な資料として尊重はされますが、復職の可否を最終的に決めるのは職場です。復職させるか否か医師の意見を参考にしながら決定するわけですが、どの医師の意見を参考にするかには会社に選択権があります。ですから、主治医の診断書に復職可能と書かれていても、精神科医を含む審査会などが診断書の精査や本人への面談などを実施し、主治医の

診断書とは異なる決定をする事例は十分にあり得ます。まれには、あまりよいことではないと思いますが、主治医が復職不可と診断していても、本人と職場の双方が合意して職場でのリハビリを行うケースもあります。

　復職判定に関するトラブルを避けるために最も重要なことは、休職満了の期日を把握しておくことです。口頭で確認するだけではなく、責任のある立場の人から文書で情報を得ておくとよいでしょう。また、通常は復職期限の前に給料や休業中の手当が段階的に下がっていく期日が定められていますので、それらについても確認します。各々の期日が復職に向けての原動力となることも多いですし、期限が迫ってから慌てるのではなく、治療的な見通しを持って患者さんと情報を共有することが重要です。

(1) 回復不十分な状態での復職希望

　休職期間が残り少なくなり、このままでは休職満了退職になってしまうという理由で、「直ちに復職可能という診断書を書いて欲しい」と要求されることが時々あります。このような場合、病状を医学的に評価して復職が無理と判断しているのであれば、復職可能の診断書を書く必要はありません。しかし、精神医学的診断は時として客観性に乏しく、患者から「解雇されたらどうするのだ。責任は取れるのか」などと迫られて医師が不安になることもあるでしょう。裁判などの無用のアクシデントを避けるためには、第一に、リワークプログラムの出席・眠気・ワープロの入力速度などについて、あらかじめ定められた客観的評価基準に従って状況を把握します。そのうえで本人に「あなたの状況は客観的に評価してこのような状態にあるので、業務を行った際に健康を損なう可能性がある。この状態について、何も説明しないで《復職可能》という診断書を書くことはできない。一方、復職できる可能性が絶対ないとは言えない面もあるので、業務に戻ったときに、あなたの健康を損なうリスクについて職場や産業医に説明したい。その上で、復職の可能性をあなたが試すことに会社が同意するならば、主治医として協力できる」と説明する方法もあります。こう言えば、参加者は通常職場や産業医への説明に同意するので、参加者に残って

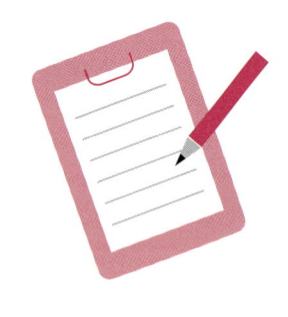

いる症状および復職時に症状がさらに悪化する可能性について、関係者に事実を伝えたうえで、「一方、復職できる可能性がゼロとは言えないので、協力していただけるのであれば、《復職が可能か試行することが妥当である》という診断書を書きます」と伝えます。このようにすれば、職場は可能な協力をしてくれますし、もし本人の症状が悪化し就労が継続できなかった場合でも、医療機関への不信が増すことはありません。また、本人も「症状が残っている状況であったが、関係者はできることをしてくれた」と思えるので、休職満了、退職となった後の、気持ちの切り替えを助ける面もあります。また、第二の方法として、セカンドオピニオンを得るために別の医療機関の受診を勧めてもよいかもしれません。複数の医師の診断が一致すれば、本人も納得できるでしょうし、異なった場合には、自分にとって都合のよい診断書を職場に提出するでしょう。ただし、都合のよい診断書の内容が、参加者の現実の状態から大きく異なったものであれば、本人の病状がすぐに悪化し、当該の医療機関は職場からの信頼を失うと思います。

(2) 人事部門からの要求

　改善不十分な患者に関して、会社の人事部門から「これ以上休ませると解雇せざるを得なくなるので、復職可能の診断書を出して欲しい。せめて、リハビリ勤務可能の診断書が欲しい」などと強い依頼を受ける場合があります。解雇に関連して訴訟などを起こされることを回避するためと考えられますが、本人も納得している場合は、断るのは難しいでしょう。ただし、復職後に急激に病状が悪化した場合などに、単に「復職可能」という内容の診断書を書いていると、医師が責任を問われるおそれがないとはいえません。患者さんと会社の双方に、病状悪化のリスクを説明し、関係者の同意に基づいて復職を試行した旨の記録をカルテに残すことが大切です。診断書自体も、「復職できる可能性があるが、症状が再燃する危険性もあり、慎重に経過をフォローする必要がある」などといった内容で書くのがよいでしょう。

(3) 完全な治癒の要求

　産業医がいない職場などで、「リワークプログラムに参加し、完全に治ってからでなければ復職は認められない」と言い張る人事担当者が、ときどきみられます。完全な治癒は医学的に無理なので、こういった主張に従う必要はありません。職場の状況などを、本人、上司などから聞き、通常と同じように復職可能かどうかを診断すればよいでしょう。回復度合いについて、客観的な指標も交えて診断書を作成すればなおよいと思います。

5. チャンス

　集団活動に期待される効果としては、大きく次の3つを挙げることができます。
①居場所：安心感の獲得
②教育の場：知的な対応能力の強化
③治療の場：病的な対人関係パターンの修正

　日々起こるアクシデントは、リワークプログラムが行われている空間を「居場所」として考えると、参加者の不安感を増大しないように避けた方がよいことになります。しかし、リワークプログラムを「教育の場」、「アクシデントへの対応方法を教える場」と考えるのであれば、アクシデントは有意義な学習の機会と考えることができます。さらに、リワークプログラムを集団精神療法という治療の場として捉えるならば、あらゆるアクシデントを、むしろ治療的介入のチャンスと捉えることができます。アクシデントには、加害者側の参加者の病理（不安や依存、怒りなど）だけでなく、スタッフや被害を受ける側の巻き込まれやすさなどの病理も表れています。アクシデントをこのように捉え、適切な治療的介入を行えば、職場で繰り返されていた病的な対人関係パターンの修正が可能となります。アクシデントをよくないことと決めつけるのではなく、複数の視点からアクシデントを理解し、柔軟に対応を選択する必要があります。

　アクシデントへの治療的理解と介入の際の指標として、ヤーロムの11の治療因子（**表1**）を理解しておくことが有用です。なかでも以下の3つは、非常に大きな効果を発揮する治療因子

表1　ヤーロムの11の治療因子

1. 希望をもたらすこと　Instillation of hope
2. 悩みは自分だけではないと普遍性を感じられること　Universality
3. 情報の伝達　Imparting of information
4. 他人を思いやり助ける体験　Altruism
5. グループの凝集性　Group cohesiveness
6. カタルシス　Catharsis
7. 実存的な要因について体験すること　Existential factors
8. 模倣行動　Imitative behavior
9. 自分の家族との関係を修正的にやりなおすこと　The corrective recapitulation of the primary family group
10. 社会適応技術の発達　Development of socializing techniques
11. 対人学習　Interpersonal learning

なので、少し解説します。

● 自分の家族との関係を修正的にやりなおすこと

　人間が他の人と関係をもつパターンは、自分の家族の中で形づくられます。そのため、自分の家族との関係は、その後の対人関係に大きな影響を及ぼします。集団精神療法の中で、メンバーが自分が生まれ育った時の家族関係のパターンを繰り返すことは、しばしばみられます。自分の家族との不満足な関係性が語られ、グループリーダーや他のメンバーが両親や兄弟姉妹であるかのように受け止められます。リーダーに敵意を向けているのは、父親との関係を再現しているのかもしれません。年上の女性患者に過剰に気を遣うメンバーは、小さい頃に虐待されていた姉の姿と重ね合わせているのかもしれません。メンバーは、リーダーの介入や他のメンバーからのフィードバックにより、過去の家族関係から生じている歪んだ対人関係の捉え方を修正し、新しい人間関係を体験する機会を与えられます。メンバーが自分の行動パターンに気がついたら、リーダーはメンバーが新しい行動を試せるように励まします。

家族

●社会適応技術の発達

　SST的なロールプレイを用いてリーダーや他のメンバーが助言することにより、不適応行動を修正・発展させることができます。あるいは、集団精神療法に参加すること自体が社会適応技術を高めるといってもよいでしょう。たとえば、表面的にはよく適応していて特に問題点を指摘されないような人でも、活発な相互作用を重視した集団精神療法では、メンバー間の率直なフィードバックから多くの気付きを得ることができます。リーダーは、それぞれのメンバーがそのような指摘を、怒ったりせずに素直に受け入れるだけの心の準備が整っているかを慎重に評価します。そのうえで、日常生活の中で普通は見過ごされてしまうような仕草や会話のパターンも含めて、メンバーやリーダーがきちんとフィードバックを行うと、自分で気づかないうちに対人関係を悪化させてきた行動を認識し、新たな社会適応技術を獲得するきっかけになるのです。

SST：Social Skills Training（社会生活技能訓練）

●対人学習

　グループ活動で十分な時間と自由を体験し、グループが安全で安心な空間であると感じると、メンバーが抱えている最も基本的な対人緊張や対人関係の歪みが再現されるようになります。普段は表には現れない性愛傾向も含んだ、メンバーの人間全体としての特徴が表現されます。注目を集めるための競争、支配して地位を築くための努力、争いを避け自分の殻に引きこもる逃避などの対人関係のパターンがみられ、グループ活動はさまざまな病理に満ちあふれた社会の縮図となるのです。たとえば、「こうやって競争してしまうのがあなたのパターンなのですか」などと、リーダーやメンバーがフィードバックすることによって、メンバーは自己の不適応な対人関係行動を確認し、安全に修正する機会を与えられるのです。特に、リワークプログラムの中に職場場面を再現するようなプログラムがあると、対人学習という視点で参加者を観察することにより、職場で起こっていたことがその場で再現されていることに気付くことができます。

対人学習

6. 事例

次に、プログラムを行っているときによく聞かれる不満と、不満にどう対応したらよいかについて、事例形式で述べます。

事例①　プログラムへの不満・批判

ディベートトレーニングのセッションで、「本を買うときはネットがよいか、本屋がよいか」というテーマで、2チームに分かれて討論の準備を始めました。40代前半の女性患者Aさんが、なかなか議論に加わろうとしません。チームリーダーが声を掛けてもつまらなそうな表情を浮かべています。すべての討論が終わって、ジャッジの判定でAさんのチームが勝利して終わりました。ディベートの間に感じていた気持ちなどを振り返る時間になって、Aさんは「このテーマは自分には関係がない。自分の復職に役に立つとは思えなかった」と語り、堰を切ったようにプログラムを批判し、批判は次第にデイケア全体へとエスカレートしていきました。

対応

Aさんは休職期間の延長を繰り返していました。リワークプログラムへの初参加から5ヵ月が過ぎて、焦りや不安があったと思われます。休職している自分、デイケアに参加している自分を受け入れられない患者さんでは、自分への怒りが矛先を変えて、プログラムやデイケアへの攻撃として表現されることはよくみられます。このような場合、焦りや不安を受容しながら、デイケアへの参加によって休職している自分から抜け出せる道筋が見えるようになることを、もう一度落ち着いて考えてもらうことが必要です。また、怒り方自体にも、Aさんの特徴が現れているようです。職場で、関心が持てないことはすぐに自分に関係がないと決めつけ、他者の受け取り方を顧慮することなく活動から外れてしまい、職場での人間関係を悪化させていたのかもしれません。グループ活動ではこのようなパターンが表面化しますので、治療者が受容や共感を示しながら、患者さんが受け入れられるように指摘や直面化を行います。グループの中で指摘するのが難しい場合は、個人面談の場を利用するのもよいでしょう。

事例②　プログラムの拒否

30代後半の男性患者Bさん。作業能力の観察と技能のスキルアップを目的として毎日実施している10分間のパソコン文字入力数測定の際に、「自分の職場は日本語入力を使いませんので」と言って、入力数測定への参加を拒み、スタッフに促されても手を動かそうとしません。

対応

事例①と同じように、自分の現状への不満がプログラムへの拒否につながっている可能性が高いと考えられます。また、毎日文字数を計測、評価されることへの不満もあったのかもしれません。Bさんは転職後1年ほどでプロジェクトリーダーとなりましたが、身体的な不調もあり、十分な成果をあげられない日々が続きました。職場で感じていた評価されることへの恐れを、プログラムの中で再体験していたのかもしれません。こういった場合、まず評価されることへの恐れに、治療者が受容、共感を示します。その後で、Bさんがプロジェクトリーダーに抜擢されるほど高い評価を受けていたことを思い出してもらい、今後、業務上で評価を受けることにどう立ち向かえるのか、一緒に考えるように励まします。

事例③　遅刻

職場の上下関係を意識してもらうためのパソコングループワーク（p.157参照）の途中で、休憩時間が終わっても2名の参加者が戻ってきません。3分ほどしてから、どちらも20代後半の男性Cさんと女性Dさんが喫煙所から戻ってきました。遅刻したことを話題として取り上げますが、不満そうに「申し訳ありませんでした」と表面的な謝罪を繰り返すばかりで、気持ちを問うても答えが深まりません。最後には、「実際の社会では、3分くらいの遅刻をここまでしつこくは聞かれませんよ」と、やや興奮した様子をみせました。

対応

集団精神療法の中では、遅刻は、治療やグループに対する抵抗の現れとして積極的に扱います。「遅刻したことが悪い」というのではなく、プログラムの中で感じていた気持ちや、休み時間に何をやっていたのかなどを話してもらうことが大切で

す。Cさんの不満はグループの中では扱いきれませんでしたが、個人面談で、上司役の他の患者さんに陰性感情を感じていたこと、職場でも苦手な上司が出席する会議では、2〜3分の遅刻を繰り返していたことが語られました。

　グループ活動を行っていると、少数の患者さんがくっつきあった「サブグループ」ができることがあります。Cさん、Dさんが、2人だけで親密になっていたとすれば、サブグループを作っていたのかもしれません。大きなグループに居場所を見つけられない参加者がサブグループで安心を感じることもありますが、サブグループ内の結びつきが高まりすぎると、全体のグループ活動から外れてしまいます。たとえば喫煙室でサブグループができると、治療者には実態が非常に分かりにくくなります。内向きに閉じてしまったサブグループには、もう一度オープングループ全体の活動に参加してもらう必要があります。そのためには、予定していたプログラムを止めて、遅刻やサブグループについて、グループ全体で話し合うこともあります。これは、以後の遅刻を予防するためだけでなく、グループ全体のまとまりを維持するために必要なのです。

事例④　発達障害

　プログラムへの参加後、発達障害が分かってきた事例です。20代後半の男性患者Eさんは、コミュニケーション能力に問題があり、他の参加者をイライラさせていました。コンセンサストレーニングというプログラムでは、与えられた課題に関して、参加者が合意を形成していきます。その中で、Eさんの頑なさや他者への配慮に欠ける発言に対して、Fさん（40代前半男性）が「Eさんが来るなら、私はもう来ません」と発言し、「スタッフはどう考えているのですか」とスタッフに迫られました。

対応

　現実の世界でも一定の割合で、発達障害の方はいます。「もう来ません」と言っているFさんは、職場でも発達障害やコミュニケーションが苦手な人にイライラしていたと推測されます。こういうアクシデントはFさんにとって、苦手を克服する大きなチャンスですので、休まずに参加するようにサポートし

ていきます。また、Fさんは問題が生じたときに、すぐにスタッフに対応を迫っている訳ですが、自力で解決する努力をせずに、他者に攻撃的に援助を求めることもFさんのパターンの特徴なのかもしれません。話し合いの場を通じて、自力で解決するという体験を持ってもらうことが、リワークという場では重要です。

　一方、グループに安全感が保障されていれば、こういった出来事は、発達障害のある参加者にとって自分のコミュニケーションパターンを修正する、またとないヒントを提供してくれます。どのようなコミュニケーションのとり方が問題なのか、本人に分かるように伝えて課題を定め、問題となるパターンが現れたときは、スタッフがサインを送って伝えるとよいでしょう。

事例⑤　アルコール依存症

　40代前半の男性患者Gさんは、これまで入院歴こそありませんが、過去にはアルコール問題で一度長期の休職を経験していました。職場の上司との関係悪化をきっかけに休職し、禁酒を続けた状態で転院してリワークプログラムの利用を開始しました。しかし、プログラム自体がストレスとなり、飲酒が始まり、遅刻が目立つようになっていました。ある日の休み時間に、集団療法室内で、横になって休んでいた20代後半の女性患者Iさんの髪の毛に触れようとしたところを他の患者が見つけ、スタッフが呼ばれました。

対応

　当日、Gさんは酒気を帯びてはいませんでした。しかし、飲酒が再開してから、Iさんだけでなく女性患者に接近するなど、抑制が取れた行動がみられていました。結果としてGさんはリワークプログラムの利用を禁止され、その後転院しています。問題となった行動以前にも予兆といえる行動が見られていましたので、その時点で介入が必要であったと考えられます。アルコール依存やパーソナリティ障害の患者さんの場合、発達障害の患者さんに比べて攻撃性が高く、他のメンバーがフィードバックを与えることをためらってしまうことがよくあります。したがって、足りないフィードバックはスタッフが補う必要があります。ただし、指摘やフィードバックを治療の機会として捉

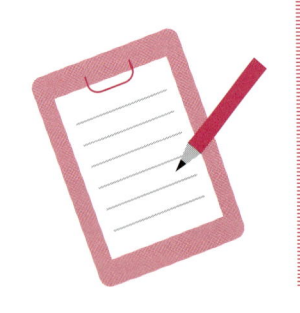

えることができないほど不安定な状態の場合には、参加を一時中止してもらい、主治医と相談するように指示します。また、Iさんに関していうと、不愉快を感じていても必要な相談ができないという、職場で繰り返されていたパターンが現れていたと思われます。

　繰り返しますが、治療的な場ではアクシデントが生じた場合、どちらが悪いかという判断自体はあまり重要ではありません。スタッフは、アクシデントの当事者双方に、これまでの人生において同じようなパターンで困ったことがなかったかどうかを振り返ってもらい、復職していく上で自分たちにどのような変化が求められているのかを考えてもらいます。このような対応をするためには、スタッフが巻き込まれていては機能できません。スタッフが複数で状況を把握できるようにし、中立性を保てるように自己研鑽やスーパービジョンの機会を作っておくことが大切です。

事例⑥　プライベートな付き合い
　参加者同士の交流が活発になり、グループ活動の外で、連絡先やブログのURLを交換しあっていましたが、些細なことから対立が生じ、ブログで個人情報を漏らされてしまったと40代前半の女性患者Jさんからスタッフに抗議がありました。
対応
　リワークプログラムでは、参加者同士がお互いに支え合います。支え合いがプログラムの中だけで行われれば問題ないのですが、参加者の行動力が高いこともあり、プログラム外での接触がよくみられます。プライベートな接触でも、問題が起きない場合の方が多いと思いますが、ときにJさんのようなトラブルが起きます。ですから治療スタッフとしては、「接触は原則的に治療の場に限定してください」、「プライベートな付き合いをすると、ときにお互いにトラブルになることがあります」、「個人情報の交換やグループ外での交流は患者さんの自己責任になります」と、ミーティングなどで繰り返しアナウンスする必要があります。そのうえで、Jさんのような事例が起きた場合は、単に「自己責任です」と訴えをしりぞけてしまうのではなく、共依存、治療的な境界の喪失、衝動性、他責傾向など、

当事者双方にどのような対人関係パターンが現れているかについて話し合います。

事例⑦　暴力・暴言

パーソナリティ障害の事例です。セッションの中で他のメンバーから言われた一言に、20代前半の女性患者Kさんが感情的になり、セッション終了後の休み時間にそのメンバーに対して暴力を振るおうとしましたが、スタッフが間に入ってことなきを得ました。

対応

当然のことながら、治療の場では、身体的な暴力は許されません。暴力を振るった患者さんは、ただちにプログラムの参加を中止とします。暴力が、突発的にまったく予見できない形で起きることはほとんどなく、普通はセッションの中で、ルール破りや迷惑行為といった予兆がみられています。治療者は、こういった予兆がみられたらすぐに介入しなければなりません。早く介入すればするほど、他の患者さんへの影響が大きくならないうちに、該当の患者さんが自分の行動を振り返り、問題行動を改めるための選択や努力の機会を与えることができます。今後は、こういった状況に関して、スタッフがどう介入することが適切か、リワーク研究会でも研修やスタッフ相互の話し合いを持てるとよいと思います。

暴力が起きてしまった場合は、暴力を振るった側、振るわれた側、そして集団としてのリワークプログラム参加者全体（スタッフも含む）に強力に介入する必要があります。個人としては、被害者・加害者双方の過去の対人関係が繰り返されていないか、幼少時の体験にまでさかのぼって検証する必要があります。集団としては、起こった暴力が集団力動により引き起こされた可能性を念頭に、スタッフや参加者が抱えていた不安・怒り・焦り、そこから引き起こされる「集団の圧力」について検討します。その際、スタッフ側の不安が、グループ全体に大きく影響していた可能性についても話し合う必要があります。

コラム

　最近の労災をめぐる裁判（現在上告中、下記参照）では、再発・再休職に関してうつ病休職者に不利な判決が出ています。病相を繰り返すごとに、うつ病の再発危険性が上昇し、ストレスフルライフイベントとの関係性が希薄になるという報告[1]があります。司法判断では、こういった報告に基づいて「再発は自己責任」という判決が下されています。リワークプログラムを提供する際には、単に復職を目指すのではなく、復職を焦る患者や家族を制してでも、再休職予防に重点を置いた関わり方が求められていると言えます。

[1] Kendler KS, Thornton LM, Gardner CO: Stressful life events and previous episodes in the etiology of major depression in women: an evaluation of the "kindling" hypothesis. Am J Psychiatry 157(8): pp. 1243-1251, 2000.

>　『札幌高裁＊うつ病再発　労災認めず＊国指針「適法」＊原告が逆転敗訴』
>　長時間の過密労働が原因でうつ病が再発したのに、労災が認められないのは不当だとして、札幌市の男性（57）が、国の休業補償などの不支給処分を取り消すよう求めた訴訟の控訴審判決が二十一日、札幌高裁であった。末永進裁判長は労災と認定するよう命じた一審の札幌地裁判決を取り消し、原告の請求を棄却する判決を言い渡した。
>　原告代理人によると再発したうつ病の労災認定をめぐる裁判は珍しく、今回の判決は、うつ病の労災認定にも影響を与えそうだ。
>　訴訟は、最初のうつ病の原因と、その後のうつ病の再発とに因果関係があるかどうかが最大の争点となった。末永裁判長は、最初のうつ病は過密労働などの業務の影響を認めたが、「最初の発症と、労災申請の対象となった二度目以降の発症には、因果関係は認められない」と判断。「最初の発症は後々にも影響する」とした一審判決を取り消した。

（2008/11/22 北海道新聞朝刊　一部抜粋）

8章 リワークプログラムの実務

福島 南

はじめに

この章では、リワークプログラムを実際にはじめるにあたっての、開設準備の実務面について、精神科デイケアを例にとり、解説していきます。

1. 精神科領域におけるリワークプログラムの枠組み

医療機関においてリワークプログラムを実施するときは、以下のような診療報酬上の枠組みを利用することになります。

・精神科ショートケア
・精神科デイケア
・精神科デイ・ナイトケア
・精神科作業療法
・入院集団精神療法
・通院集団精神療法

診療所では、精神科作業療法、入院集団精神療法は算定できませんが、病院（有床診療所）では、上記のいずれも制度上は実施可能です。どの枠組みでリワークプログラムを行うかは、それぞれの医療機関が心理教育、生活リズム調整や通勤訓練、作業能力訓練や職業リハビリテーション的な側面の何を重視するのか、および施設面積、スタッフ構成などの運営上の要素によって決定されると思います。表1、表2には各算定基準別のポイントをまとめました。

少し解説を加えると、精神科ショートケアは平成18年度からスタートしたもので、近年リワークプログラムを始める医療機関でよく利用されている枠組みです。精神科デイケアの中で、人員基準上唯一看護師が必須ではなく、精神保健福祉士や臨床

リワークプログラム
実務

※6 精神科ショートケア（小規模）における診療報酬【2019年7月加筆】
40歳未満の患者に対して、当該患者と類似の精神症状を有する複数の患者と共通の計画を作成し、当該計画について文書により提供し、当該患者の同意を得た上で、当該計画に係る複数の患者と同時に精神科ショートケアを実施した場合に、治療開始日から起算して5月を限度として、週1回に限り、疾患別等専門プログラム加算として、200点を所定点数に加算する。ただし、精神科の医師が特に必要性を認めた場合は、治療開始日から起算して2年を限度として、更に週1回かつ計20回に限り算定できる。

表1 精神科ショートケア、精神科デイケア、精神科ナイトケア、精神科デイ・ナイトケアの診療報酬の枠組み

		精神科ショートケア		精神科デイケア		精神科ナイトケア	精神科デイ・ナイトケア		
		小規模	大規模	小規模	大規模 ※1				
基本点数		275点	330点	590点	700点	540点	1000点		
加算 ※2※6		早期加算 20点	早期加算 20点	早期加算 50点	早期加算 50点	早期加算 50点	疾患別等診療計画加算 40点		
合計		295点	350点	640点	750点	590点	1040点		
時間		3時間		6時間		4時間(午後4時以降)	10時間		
精神科医師		1人	1人	1人	1人	1人	1人		
看護師	デイ・ナイトケア経験者						●	●	●
	ナイトケア経験者				●	1人			
	デイケア経験者		●		●		1人	●	1人 ●
	ショートケア経験者		●	1人		1人			
作業療法士		●					●		
栄養士				1人			●		2人 ※5
臨床心理技術者等		●	1人 ※3 ●		1人 ●	1人	●	1人	●
精神保健福祉士			1人		1人		1人		
看護師		●	1人	1人 ※4	1人		●		1人 ●
准看護師							●		●
従事者数計		2人	4人	6人(ア+2人)	3人	4人	6人(ア+2人)	3人	3人	4人	6人(イ+2人)
1人あたり限度 (従事者：患者)		2人：20人	4人：50人	6人：70人	3人：30人	4人：50人	6人：70人	3人：20人	3人：30人	4人：50人	6人：70人
施設面積 (患者1人あたり)		30㎡以上(3.3㎡)	60㎡以上(4㎡)	40㎡以上(3.3㎡)	60㎡以上(4㎡)	40㎡以上(3.3㎡)	40㎡以上(3.3㎡)		
		精神科ショートケア、精神科デイケア、精神科ナイトケア、精神科デイ・ナイトケアの施設と兼用可 外来患者に限る							

※1 精神科デイケア 大規模：疾患等に応じた診療計画を作成し行われる場合に算定可
※2 早期加算：当該療法を最初に算定した日から起算して1年以内、疾患別等診療計画加算：当該療法について、疾患等に応じた診療計画を作成して行った場合
※3 看護師は精神科ショートケアの経験を有することが望ましい
※4 精神科デイケアの経験を有することが望ましい
※5 イにおいて同一区分の従事者が2人を超えないこと、看護師、准看護師の代わりに1名に限り看護補助者可
※6 前頁側注参照

表2 精神科作業療法、入院集団精神療法、通院集団精神療法の診療報酬の枠組み

	精神科作業療法	入院集団精神療法	通院集団精神療法
点数	220点	100点	270点
時間	2時間	1日につき1時間以上	1日につき1時間以上
従事者数計	専従の作業療法士 1人以上	精神科を標榜する保健医療機関の精神科担当医と1人以上の精神保健福祉士又は臨床心理技術者等の計2人以上の医療従事者	精神科を標榜する保健医療機関の精神科担当医と1人以上の精神保健福祉士又は臨床心理技術者等の計2人以上の医療従事者
1人あたり限度 (従事者：患者)	1人1日2単位：50人	1回15人	1回10人
施設面積	作業療法士1人に対し50㎡	－	－
対象者条件	病院のみ算定可 ※7	入院患者のみ	外来患者に限る

※7 入院基本料、精神病棟入院基本料、精神科急性期治療病棟入院料、精神療養病棟入院料を算定する入院医療を行っていること

心理技術者等、すなわち産業カウンセラーなどでも基準を満たすというのが大きなポイントで、この点が制度的に利用しやすい枠組みです。

次に、現在リワークプログラムを実施している医療機関の中でもっとも多く利用されているのが精神科デイケアです。精神科デイケアでは1日あたり6時間、精神科デイ・ナイトケアでは10時間と、2時間の精神科作業療法や3時間の精神科ショートケアに比べて実施時間がかなり長く、事業場における通常勤務やその前段階のリハビリ勤務（軽減勤務）に類似している点も、リワークプログラムとしては有用であると思われます。通院集団精神療法は1時間から算定可能で、1時間あたりの点数が270点と最も高いのが特徴です。ただし定員は10名で、開始から週2日で6ヵ月以内しか算定できません。通常の集団精神療法は週1回で10～12週程度で終了するケースが多いようですが、フォローアップなどをその後月に1回程度で行う場合には、その回数も限られます。最後にスタッフについてですが、これらの枠組みの中で精神保健福祉士は、精神科作業療法以外ではすべて算定要員とされており重要な位置を占めます。

2. 精神科デイケアでのリワークプログラム

現在リワークプログラムの多くが診療所における精神科デイケアとして行われていますので、精神科デイケアとして実施するための具体例を紹介します。

(1) 施設基準と施設の作り方

診療報酬制度の基準では、精神科デイケアを始めるためには、医療機関として届け出た面積の中にデイケアのスペースを確保しなくてはなりません。ビルの中の診療所で精神科デイケアを行う場合、東京都においては現在、診療所とは別のフロアで精神科デイケアを行うことは認められないケースがほとんどのようです。したがって、リワークプログラムを始めようと考える場合、東京都では診療所開設の段階からスペースを同フロアに確保しておく必要があるようです。ただし届出先の保健所によって、若干判断が異なるようですので事前の確認が大切です。

次に広さですが、診療報酬制度のデイケアの施設基準では、大規模デイケアと小規模デイケアに分かれており、大規模デイケアは60㎡以上、小規模デイケアは40㎡以上の専用スペースが必要です。また同時に定員１人あたりの広さが決められており、定員はそれぞれ大規模デイケアで１人あたり４㎡、小規模デイケアで１人あたり3.3㎡の面積が必要です。

　デイケアルーム（**図1**）の使い方に関しては、広さが足りていれば他には特別な決まりはありません。通常リワークプログラムはいくつかの要素を合わせた複数のプログラムで成り立っているケースが多いため、それらすべてを兼用するためには、部屋をあまり細かく分けるのは不都合であると思われます。またリワークプログラムは、統合失調症を対象とした従来の精神科デイケアとは異なり、居場所を提供することが主な目的ではありませんので、ソファーベッドなどの必要性は薄いでしょう。キッチンやカラオケセット、ピアノやエレクトーンなどもリワークプログラムを行う際にはあまり重要な設備とは考えられません。その代わりにオフィスワークや心理教育を行うためのデスクやイス、ホワイトボード、パソコンなどは重要性が高いと考えられます。いずれにせよ、実際に何を目的に、どのようなプログラムを行うのかによってデイケアルームの設備は異なりますので、あらかじめしっかり計画を立てることが重要です。

⑵ **経済的側面**
　リワークプログラムを実施するためのプラン作成では、施設

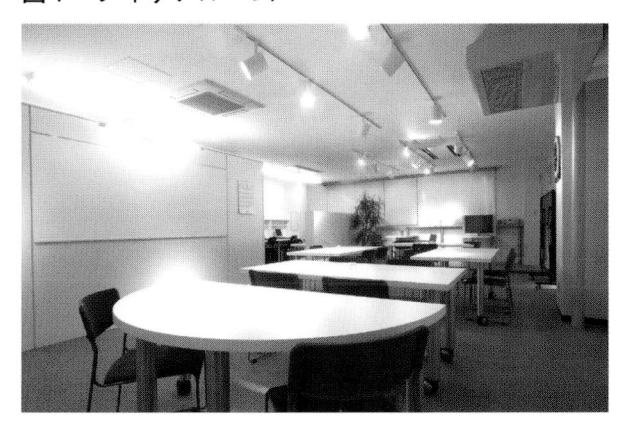

図1　デイケアルーム

やスタッフの確保、プログラム内容の他に経済的な側面の予測も重要です。例として、東京都内で精神科デイケア（小規模）を診療所に併設して実施する場合を想定し、試算してみましょう。

●精神科デイケア（小規模）

東京都内　30坪の1フロアをテナントビルに借りた場合

①開設費用

賃料：月あたり　2万円／坪×30坪＝60万円

保証金：12ヵ月分　60万円／月×12ヵ月分＝720万円

内装・備品費：1000万円（エアコン、照明器具、空気清浄機、加湿器、パソコン、テレビ、FAX、電話、机、イス、ロッカー等）

合計：1780万円

メディカルケア虎ノ門の場合、面積は1フロア42坪で築約30年程度と古いビルであったため、内装費には備品を含め約1500万円かかりました。6時間以上と長時間患者さんが滞在し、ヨガやストレッチなどの軽運動プログラムも行うため、床をタイルではなくカーペットに張り替え、エアコンを移設し、個別の

図2　相談室

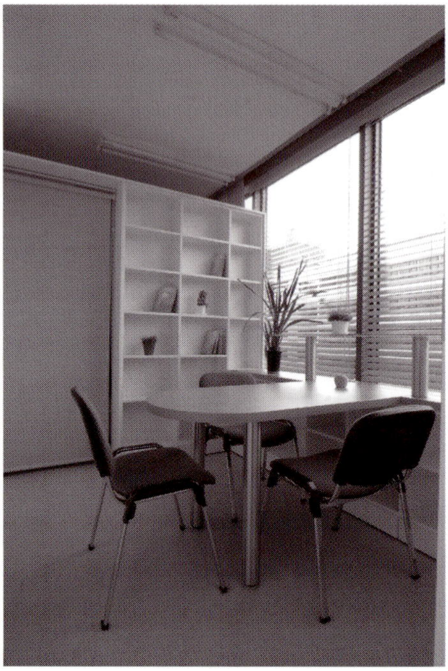

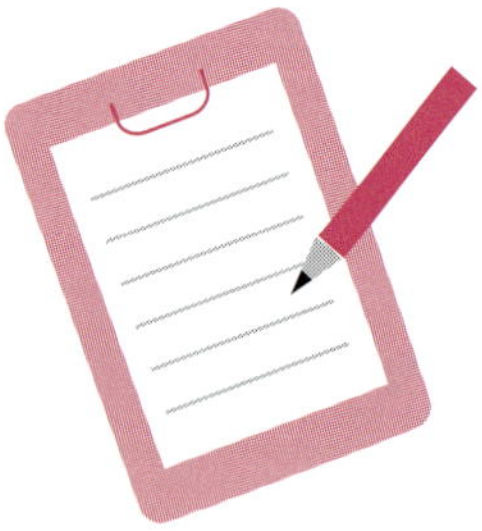

図3　パソコンコーナー

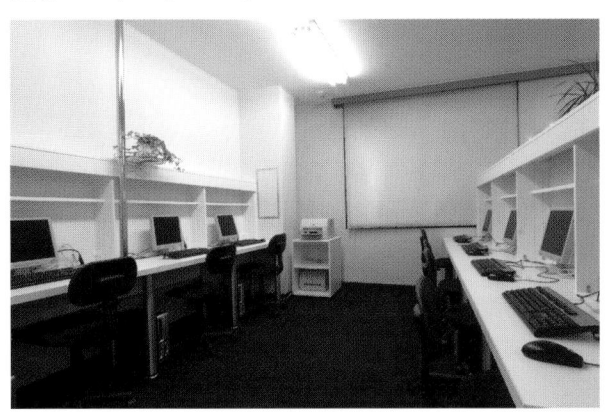

相談に対応できる相談室スペース（図2）を設け、大型液晶テレビ2台にはDVDやパソコンと接続してパワーポイントを映してプレゼンテーションのプログラムを行えるようにするなど工夫した結果、費用もかなりかかりました。パソコンを、患者さん専用に8台購入（図3）したほか、机は特注の可動式のものを採用しました。机は高価でしたが、プログラムに応じて移動できるので利用価値は高いと考えています。その他不可欠と考えているのが、スタッフルーム（図4）の存在です。スタッフルームや廊下、トイレ、物置などはデイケアルームとして計算してもらえません。そのためか、スタッフルームを設置せず、デイケアルームの片隅にデスクを置いたり、簡単なパーティションで区切ったところをスタッフのスペースとしているところもあるようですが、当院の経験からはあまりお勧めできま

図4　スタッフルーム

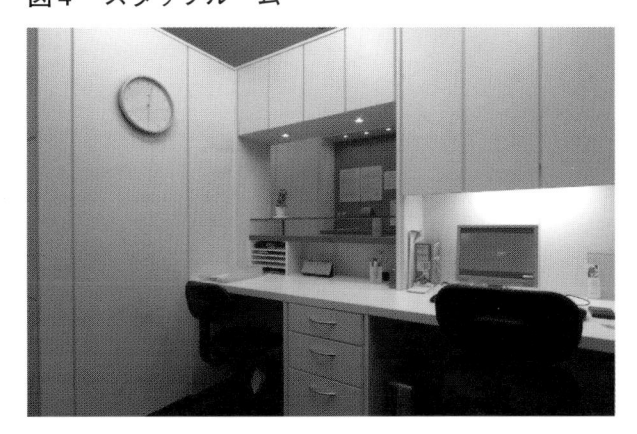

せん。記録や評価表などの重要な書類は患者さんが出入りしない場所に保管するよう保健所から指導されますし、プログラム中にスタッフ間でちょっとした打ち合わせをするためにもスタッフルームがデイケアルームからしっかり区分されているほうが便利だからです。またスタッフのプライバシー確保の点からも、必要と考えています。

②月々の維持経費

賃料：2万円／坪×30坪＝60万円

人件費：40万円×3名＝120万円（看護師、精神保健福祉士、臨床心理士3名常勤の場合、1人あたりの平均手取20数万円として、交通費、賞与、退職金の積立、各種保険料負担を含む）

光熱費等：10万円

諸経費：15万円

合計：205万円

この他に共益費があり、掃除を業者に依頼する場合はその費用が月に3万円程度必要となります。また精神科デイケアにおける傷害保険と施設賠償保険を組み合わせたデイケア保険（日本精神科診療所協会が窓口になっています）への加入費もかかってきます。人件費についてですが、常勤2名だけでは急な休みの際にスタッフが不足して診療報酬が算定不可能になってしまうリスクもあり、少なくとも1名の余裕が必要だと思います。また、アロマセラピーやアートのような専門的なプログラムに関し、外部講師を招くケースもあるようです。ただし、リワークプログラムにおいては復職準備性を確認するため一定の基準に沿って評価をすることが欠かせません。非常勤職員の寄せ集めだけでは、日々の変化を正確に把握できず、運営が困難だと思います。その他、心理教育は必須プログラムですので臨床心理士も必要です。メディカルケア虎ノ門の場合、2単位の精神科デイケアにおいて、スタッフは常勤6名、非常勤4名の合計10名おり、急なスタッフの病気や休みにも対応できるようにしています。

付け加えですが、リワークプログラムを始めてから採算がとれるペースで通所者が集まるまで、通常半年から1年はかかり

ますので、先に述べた開設費用に加えてこの間の維持経費を運転資金として見込んでおく必要があるでしょう。

③月々の収入
　精神科デイケア　小規模・開始1年以内の場合
　1日1人640点＋70点＝710点
　定員20名として、1日の通所者平均18名、週5日通所として
　710点×18名／1日×20日＝255.6万円

　30坪のビルの1フロアを借りて、トイレは共有部分にあり、診察室、受付等を30㎡と仮定すると、デイケア専有面積は69㎡となります。小規模デイケアにおいては患者さん1人あたりの面積は3.3㎡ですから、この場合定員は20名となります。ただし毎日患者さんを定員いっぱい確保することは難しいことが多いため、1日の平均利用人数を18名として計算すると上のようになります。もし、定員をオーバーしてしまった場合は、オーバーした患者さんは見学扱いとして請求はできませんが、定員内の人数に関しての請求は可能なようです（平成15年の指導から）。

　上記の計算は30㎡分の診療スペースの賃料等も入っているため、実際のデイケアスペースの賃料は42万円ほどになり、最低1日15人の通所者がいれば運用費用をまかなえます。ただし、これに税金、初期経費のローン、修繕費等を考えると、もう少し通所者を確保したいところです。このように東京都内で精神科デイケアという枠組みでリワークプログラムを実施する場合、賃料や設備投資の他、人件費にもそれなりの費用がかかるのが実情です。

3.必要書類

　ここでは、以下のようなリワークプログラムに関する必要書類について説明します。
・医師の指示箋
・個人記録
・活動日誌
・疾患別等診療計画（個人支援計画）

・評価表
・(参加ルール)
・(参加申込書)

　通常の精神科デイケアと同様、リワークプログラムを行うには医師の指示箋が必要です。またデイケアでは、患者さんが参加した日の記録を個人別に毎日数行以上記入することが義務づけられています。個人記録の様式に関して決まりはありませんが、診察カルテとは別にデイケアカルテを作成して記録するよう指導があるようです。また、記録用紙に余分な空白部分があると社会保険事務局の実地調査の際に空白部分はプログラムに参加していないのではないかといった誤解を生むことになりますので、注意が必要です。活動日誌とは、参加者名、参加人数、スタッフ名、活動記録等の内容を毎日記載するものです。前述の通り、参加人数が定員をオーバーしていた場合、参加者全員について請求することはできません。疾患別等診療計画（個別支援計画）は、p.108側注で説明している40歳未満の患者に対して行われる精神科ショートケア（小規模）の診療報酬の加算に必要な書類です。評価表については作成していない医療機関もあるようですが、診療報酬上デイケアの実施にあたっては、定期的に患者さんに対し評価をつけることが義務づけられています。メディカルケア虎ノ門においては出席参加率、持続集中度、疲労負担度、安定度、意欲積極度、協調性、社会性、役割行動、創造性、確実迅速性、知的理解力などを総合的に判断して、復職準備性を点数化し、2週間に1度の割合で評価表を作成し、産業医らへの情報提供としています。これらの他に、必須書類ではありませんが、参加ルールを説明する文書を渡して、患者さんと家族に参加申込書に署名してもらうとよいでしょう。こういった手続きによって、参加に対する本人の意欲やモチベーションを確認でき、ルール違反が見られた場合にリワークプログラムの利用を中止させることをあらかじめ説明しておけば、トラブルの防止にも役立ちます。

4. リワークプログラムのスタッフ

(1) 適性

　リワークプログラムのスタッフとして、どのような人が適任

でしょうか。リワークプログラムの算定要員には、医師、看護師（保健師）、作業療法士、精神保健福祉士、臨床心理士などが含まれ、多職種によるチーム医療という構成です。スタッフに必要な基本的な資質として、健康である、時間・ルール・プライバシーを守る、患者さんの助けとなる、柔軟性がある、などが挙げられるでしょう。ここで強調したいのは、患者さんに対してだけでなく多職種スタッフの間でコミュニケーションをとれるスキルや姿勢が大切だということです。スタッフの採用や管理に関わってきた経験からいうと、専門家としてのスキルよりも、協調性をもって他職種と協働できるかどうかの方が重要です。「他職種との協働」とは、言うのはやさしいのですが、現実にはなかなか難しいところもあるようです。スタッフの間の共通理解を進めたいわけですが、職種によって教育にも専門用語にも違いがあり、それぞれ、専門家としてのアイデンティティーや自負があります。しかし、「自分は看護師だから」「臨床心理士だから」などと専門性を過度に主張するスタッフがいると、職種の中間にあるような業務、職種をまたがったような業務について、「私が関わるべきでない」「〇〇がやるべき仕事」などという意見が出てきて、業務が円滑に進みません。職種が違っても対象となる患者さんは同じですし、目指す支援の方向も同じです。資格とは、専門家として必要な最低限の知識や能力の基準を定めたものに過ぎません。チーム医療である以上、異なる役割を重ね合わせながら、それぞれの専門性や経験を生かして協力し合おうという気持ちを持てる人が、何より適性があるのではないかと考えています。

(2) リワーク専門家としてのスキル

　精神科医療に従事した経験があればリワークプログラムの運営ができるのかといえば、必ずしもそうとは言えません。精神科デイケアや精神科作業療法において長年働いてきたスタッフは、集団を扱うことやプログラムの運営自体はできるでしょうが、リワークプログラムを行うためにはまずリワークとは何かを知らなくてはなりません。復職を支援していくのですから、受け入れ側である企業の論理や仕組み、産業保健や職場のメンタルヘルス、その他社会情勢や経済動向などについても関心を

持って勉強しなければなりません。リワークとは基本的に、患者さんが職場で以前果たしていた高い機能への復帰を援助するプログラムです。患者さんはいわゆる障害者という立場にとどまるわけではなく、企業に復職してもう一度社会に貢献することを目指しています。このプロセスを達成すると同時に、再発・再休職の防止についても援助するのがリワークプログラムなのです。

　統合失調症の患者さんに、友人を見つけるための昼間の居場所を提供し、簡単な作業に初めて就労できるようリハビリテーションを行う治療は、とても価値があるものです。しかし、リワークプログラムの目的や方法には、こういったリハビリテーションとは、異なる点があります。これらの大前提を理解した上で、プログラムを作成し、運営していくことが求められます。またスキルとは異なりますが、医療機関以外での社会人経験があり、患者さんと同年齢以上もしくは少し年長者のスタッフがいるというのも現実的な支援ができるという意味でプラスでしょう。

(3) スタッフ自身のストレスケア

　一般に、医療従事者のストレスが高いことがさまざまな報告で明らかになっていますが、リワークプログラムに携わるスタッフも同様です。実際にバーンアウト（燃え尽き）により仕事を辞めたり長期に休んだスタッフの話を耳にしたこともあります。リワークプログラムで対象とする患者さんは、統合失調症などの他の精神疾患の患者さんに比べ、学歴や社会的な地位が高く、プログラム内容やスタッフに対する要求度や権利意識が高い傾向があります。また、双極性障害の患者さんが他の患者さんだけでなく、スタッフへの個人攻撃を行う場合もあります。それ以外でも毎日多くの患者さんとそう広いとはいえないスペースの中で向き合うことは相当のストレスですし、一人一人の患者さんに気を配りながら、集団をまとめていくことは決して楽なことではありません。患者さんにストレスケアやコーピングの重要性を教育するわけですが、スタッフも自分自身のストレスに早めに気づいて対処する、セルフケアが大切です。スタッフ自身が健康でいなければ、患者さんに対するよい援助

はできないでしょう。

　ただしセルフケアだけでは十分とは言えません。組織的にもスタッフをサポートする姿勢が求められます。そのためには医師や管理職はスタッフがストレスを抱えやすい業務を行っていることを認識し、スタッフの抱えている問題や悩みを聞く機会を作り、適切なアドバイスができるよう、意識的に努める必要があるでしょう。

5.集患方法

　ここまで、リワークプログラムの実施について施設基準に従ってスペースを整え、算定要員の中からリワークプログラムのスタッフとして資質や適性のある人はどんな人かを検討してきました。治療環境を整えた後は、通所してくる患者さんを実際に集めることとなります。ここでは具体的な方法についてまとめてみました。またリワークプログラムを実施しているものの、どうも通所者が増えない、集まらないといった場合も以下を参考にしてみて下さい。

(1) ホームページ

　ホームページはいまや広く情報を発信するために不可欠な媒体です。皆さんも何か調べ物をする際には必ずと言っていいほどホームページで検索するでしょう。比較的費用のかからない宣伝媒体として、医療機関にとってホームページを活用することはいまや常識となっていますが、以下のような工夫が必要と考えています。

- 定期的に更新しているか？
- リワークプログラムに関する記載やプログラム例があるか？
- 院内やデイケアルームの写真があるか？

　ホームページはあるものの、開院以来全く更新していないとか、お知らせなどの情報が昨年のものといったことはないでしょうか？　また、リワークを行っているとパンフレット等で案内しているのに、ホームページにはリワークに関する記載が一切ないという例もあります。どんなプログラムをやっているのか知りたくて情報収集のためホームページにアクセスしたにも関わらず、数行の説明と「詳しくはお問い合わせを」といった

表現しか記載されていないと、患者さんは面倒がって問い合わせをしないかもしれません。また、詳しく月間のプログラム内容が記載されているのはいいのですが、料理やハイキング、陶芸にバレーボール（さすがにカラオケはないでしょうが）といったプログラムが並んでいると、「これで本当に復職できるの？」と感じさせてしまいそうです。メディカルケア虎ノ門では、どのようなところでプログラムを行うのか、事前に写真でデイケアルームの様子が確認できてよかった、といった感想がありました。写真を掲載するのも効果があるようです。また病院などのホームページには、まれに「来たい時にプログラムに参加して下さい」といった表現が使われているケースがありますが、原則遅刻早退では診療報酬を算定できませんし、リワークプログラムの特性上、本人の気分で好き勝手に通所させるわけではありませんので、このような記載は適切ではないように思います。

(2) パンフレット

　紙媒体であるパンフレットも宣伝ツールとして有効です。リワークプログラムのない近隣の精神科や心療内科だけでなく、内科などの医療機関に配って患者さんの紹介をお願いしたり、知り合いの産業医や心理カウンセリングセンターなどに渡すのもよいでしょう。メディカルケア虎ノ門では「リワーク・カレッジ®」（デイケア）のみのパンフレットではなく、クリニックの診療内容や診療時間、院内写真や地図などと合わせたパンフレットを作成しています。またプログラムや実施時間の変更の可能性を考慮して、パンフレットにはプログラム表は記載せず、プログラムの内容のみを記載しています。パンフレットもホームページ同様、情報が古くて現実と合っていないといったことがないよう、注意が必要です。

(3) 障害者職業センターとの連携

　現在、全国の地域障害者職業センターでも、職場復帰支援（リワーク）を行っています。生活指導やコミュニケーションなどに関するグループワーク、軽作業などのプログラムを中心にリワークが行われています。スタッフは障害者職業カウンセ

ラーで医療スタッフではないため、治療的なリハビリテーションではなく、どちらかというと職業訓練に重点が置かれたプログラムとなっています。雇用保険に加入している民間企業の休職中の労働者は無料で利用できますが、公務員は利用できません。利用にあたって、本人の意思だけでなく事業場と主治医の関与が参加の条件となっているのが特徴です。また年間の利用者枠が限られているため、利用開始までかなり待つことがあるようです。そのため障害者職業センターの利用基準を満たさない人や少しでも早くリワークプログラムを利用したい人を紹介してもらうのもよいでしょう。また逆に、自院のリワークプログラムで治療的なリハビリテーションを終了した後、障害者職業センターのリワークにつなげて職場との復職調整やコーディネーションを依頼するというのも一案です。

(4) 近隣の企業への案内

地元や近隣の事業場の産業医や産業保健スタッフ、人事担当者にパンフレットを持参してリワークプログラムの紹介を行うのも有効です。事業場としても休職者が増加しており、復職に苦慮しているところが多く、リワークプログラムに関する関心やニーズは高いようです。メディカルケア虎ノ門の場合、リワーク・カレッジ®利用者の半数以上が産業医からの紹介となっています。

(5) ニーズに合っているかの再検討

すでにリワークプログラムを行っているものの、通所者が増えない、定着しない、というところもあるようです。そのような場合、まず通所者に対し復職に関してどのようなプログラムが有効で、どのようなプログラムはあまり役に立たないと感じているか、アンケートを取るという方法があります。これは患者さんの好きなプログラムを聞くこととは異なります。また通所を開始したばかりの患者さんと、すでに週5日休むことなく通所できている患者さんでは復職準備性が大きく異なるため、それぞれに適したプログラムをそろえるようにします。通所を開始したばかりの患者さんに適したプログラムでは、週5日通所している患者さんはもの足りないと感じるでしょうし、その

反対では負荷が大きいと感じ自信をなくしかねません。スタッフやスペースに余裕があれば、通所者のレベルに合わせたプログラムを行うのがよいでしょう。また復職や再休職、通所期間などに関するデータは、通所しようと考えている人やその家族にとっては知りたい情報なので、データを公表すると参加意欲を高める効果は高いといえます。

全国でうつ病などでの休職者数は10～20万人と推測されており、地方都市であっても20名程度の通所定員を満たすことは不可能ではないはずです。それぞれの地域で求められているニーズを把握し、それに合致したプログラムを提供するために、再度検討する余地があるのではないでしょうか。

6. 今後の課題

上記のように場所を確保し、スタッフを雇用し、患者さんを集めてリワークプログラムを始めても、最初のうちはこんな場合はどうしたらいいのだろうか、このようなケースはどう対応すべきか、評価表はどのような項目が適切かなど、考えたり悩んだりすることが多いと思います。メディカルケア虎ノ門が『リワーク・カレッジ®』を始めようとした際は、NTT東日本関東病院の精神科作業療法の職場復帰援助プログラムしかリワークプログラムは存在せず、精神科デイケアという枠組みで行う場合、どのようにしたらいいのかと、試行錯誤の連続でした。開始した当初は冷やかし半分で見学にみえる先生方も多く、「こんな高い賃料を払ってはやっていけないのでは」とか、「うつ病のリハビリテーションなんて聞いたことないし、効果あるの？」と言われたこともありました。現在のようにうつ病リワーク研究会が発足し、学会や産業領域、マスコミでもうつ病のリワークプログラムが認識されるようになる5年以上前の話です。

今までの経験から見えてきた、リワークプログラムにおける今後の課題として考えられる点を以下にまとめました。

(1) リワークプログラムの内容

メディカルケア虎ノ門で『リワーク・カレッジ®』を始めた当初、通所者は5名程度しかおらず、オフィスワークは今より

も少なくウォーキングなどの外出プログラムがあるなど、プログラム内容は今とはかなり異なっていました。当院の患者特性を考慮し、職場からの意見や要望を取り入れ、現在までプログラム内容は修正を続けてきました。現在でも医師、コメディカルスタッフが日々検討し、少しでも復職に有効と思われるものを取り入れるよう努めています。リワークプログラムを行っている医療機関でも、そのプログラム内容にはばらつきがあり、各医療機関により重要視されている内容が異なっているのが現状です。今後どのようなプログラムが復職に有効なのかを研究調査し、コアプログラムとなるものは何かを早急に検討していく必要があるでしょう。

(2) 評価方法

　先にも述べたように、保険診療を行う上では評価を一定の割合で行うことが義務づけられています。HAM-D、SDS、BDI、SASSなどで患者さんの病状や社会適応レベルを定期的に確認し、復職準備性を評価しているところが多いのではないでしょうか。復職準備性評価として現在もっとも知られているのがNTT東日本関東病院の秋山医師らが作成したRAPAS[1]でしょう。メディカルケア虎ノ門では独自の評価表を作成し使用しています。今後はリワークプログラムを行っている医療機関で共通に使用できる、人が業務に従事する際、基本的に必要とされる側面を確認できる、標準化復職準備性評価シートの作成が待たれるところです。

(3) 事業場との連携

　復職がうまくいくためには休職者である患者さん本人の病状や職務遂行能力の回復といった、いわゆる復職準備性が高まることが必須です。主治医やリワークプログラムのスタッフが、職場の産業医、産業保健スタッフ、人事担当者や上司らと連携して、本人のために環境調整を行ってもらえれば、復職はさらに確実なものとなるでしょう。そのためには休職が開始した段階から、主治医やリワークプログラムのスタッフと産業医らとがうまく連携をとることが重要です。リワークプログラムにおける出席状況のほか、集中力、疲労度合、意欲や作業の確実性

HAM-D
SDS
BDI
SASS

(1) 秋山剛・岡崎渉・富永真己ほか：職場復帰援助プログラム評価シート (Rework Assist Program Assessment Sheet：RAPAS)の信頼性と妥当性. 精神科治療学22(5), 2007.

などの情報を定期的に産業医らに伝えれば、職場側も本人がきちんとリワークプログラムに取り組んでいることを知って安心するでしょうし、復職の受け入れを検討する上でも有用な情報になるはずです。しかし、現在の医療制度においてそのような情報提供に関しては、診断情報提供書くらいしか費用を請求する方法がありません。まして医師ではないリワークプログラムのスタッフが直接患者の職場の上司や人事にアドバイスを行ったとしても、自費診療という扱いをしない限り費用の請求は不可能です。今後職場との連携を図りながら、より効果的なリワーク支援を行っていくためにも、診療報酬としての点数加算が切望されるところです。

　また、リワークプログラムを行っている医療機関の中には主治医が別の医療機関の医師で、リワークプログラムのみでの利用を受け入れているところも多いようです。その場合、リワークプログラムにおける患者さんの状態や評価を誰に伝えるのか、主治医なのか、主治医と職場の産業医の両方に伝えるかという問題があります。リワークプログラムにおける情報が主治医の診断や評価と異なっている場合、産業医がどちらの情報を重視するべきか、混乱することもあるでしょう。またリワークプログラムのスタッフが主治医の診断や投薬に疑問を感じたとしても直接主治医に問い合わせることは困難なようですし、結局のところ復職に関する診断書を書くのは主治医です。せっかくリワークプログラムによって見えてきた患者の情報をどうしたらより適切に生かせるのか、検討の余地があるようです。

⑷ 研修

　リワークプログラムは、新しく始まった治療方法です。現在活動しているスタッフでも、活動年数は長くて10年、ほとんどの方は2〜3年でしょう。ですから、リワークに関する経験や知識が不足しているのが現状だと思います。非常勤スタッフがリワークプログラムをきちんと理解できているかという問題もあります。2008年にうつ病リワーク研究会が発足してスタッフ研修会を行うまでは、研修といっても実際のリワークプログラムを数時間見学する位のものだったでしょう。メディカルケア虎ノ門でも『リワーク・カレッジ®』を開設する際にスタッフ

を募集しましたが、即戦力と言える人材はいませんでした。これは、企業の健康管理室や精神科の病棟勤務経験が豊富な看護師であろうと、EAP等でカウンセリング経験が豊富な臨床心理士や精神保健福祉士であろうと同じであったと思います。リワークプログラムの経験が豊富なスタッフなど、当時どこにもいませんでしたし、現在でも多くはないでしょう。しかし誰でも最初は未経験です。リワークプログラムに携わるスタッフが増えてきた今、スタッフ各自が自己研鑽をしながら、各医療機関のスタッフ同士で情報交換や勉強会を行い、お互いを高め合っていくようになることを期待しています。そうすれば自ずとリワークプログラム自体がより充実したものになっていくでしょう。

第2部

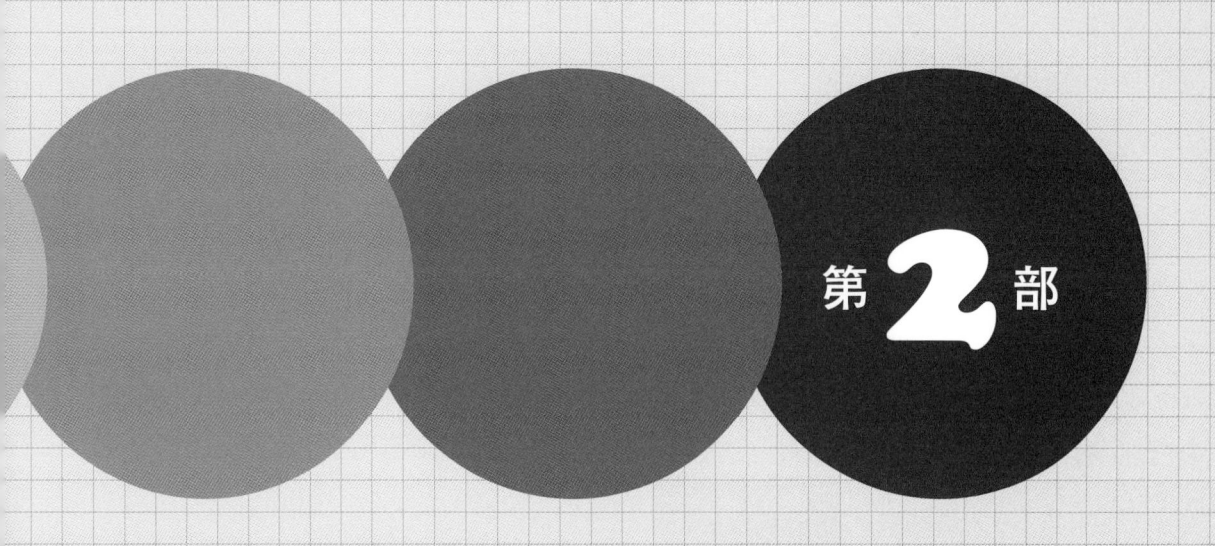

うつ病リワークプログラム
各施設の実践例

NTT東日本関東病院
岡崎 渉

はじめに

 NTT東日本関東病院（以下、当院）では、1997年11月から精神疾患のために長期間、会社を休職している企業社員ならびに公務員を対象とした復職のリハビリテーションとして、職場復帰援助プログラム（Rework Assist Program：以下、RAP）を行っています。プログラムの目的は、①復職準備性の改善、②再発予防に向けた対処、③復職の準備性の客観的な評価です。

1.プログラムの導入まで

 RAPの参加条件は、会社に籍があり、一定期間の休職期間が残されていることです。「生活のリズムがある程度整っている」、「通勤ラッシュの時間帯に通って来られる基礎体力と活動性がある」、「ある程度まとまった時間、新聞を読んだり、仕事に関連するインターネット検索などのパソコンを用いた作業が行える」、「集団内において、周囲に迷惑を及ぼす言動がみられないだろうと判断される」ことが導入の基準です。参加者の多くは、産業医や当院以外の主治医からの紹介です。患者さんは紹介状を持参の上、当院の精神神経科を受診します。当科の医師が参加を許可すれば、作業療法士に連絡があり、面談を施行した上でプログラムに導入します。当院では他の施設の主治医を変えないまま参加することが可能です。

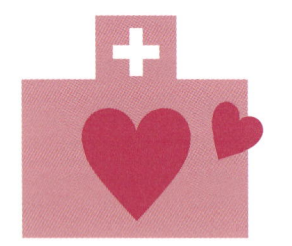

2.プログラムの構成と内容

 RAPは作業療法として行っており、活動は月曜日から木曜

表1　プログラムの構成

	月曜	火曜	水曜	木曜
午前	パソコン	軽スポーツ / 集団認知療法	グループ	パソコン

パソコン：ビジネス文書作成、表やグラフの資料作成、ビジネス能力検定課題、公務員試験、ビジネス書や心理関連書籍など
軽スポーツ：卓球
※適応者は軽スポーツと並行して行われる集団認知療法に参加
グループ：小集団精神療法

日の午前中に行われています（表1）。プログラムへの参加は週2日から始め、状態を確認しながら段階的に参加日数を増やし、最終的に4日とします。

　「パソコン」では、パソコンを用いてビジネス文書や会議資料の作成をするほか、ビジネス能力検定課題、ストレスコーピングや認知療法、クリティカルシンキングや問題解決などのテキスト課題を行います。課題に取り組みながら、集中力、判断力、問題解決力、段取り、ストレス耐性など、仕事に必要な基礎能力を感覚として取り戻していきます。また、課題への取り組みを通して、自分の体調や傾向に目を向け、その時々の体調や状態に合わせたペース配分や組み立てを考えられるように働きかけます。作業活動を通して、「今の集中力の持続性はどれ位か」、「課題を行ったときの疲労感はどの程度か」、「苦手な課題に取り組むときのストレスにはどう対処すればいいか」、「課題を進めていて困ったときに援助を求められるか」、「進捗状況や今後の進め方を適宜、報告・連絡・相談ができるか」などいろいろなものが見えてきます。それらを取り上げ、振り返り、問題があれば対処を考えていくことが大切です。取り組む課題は参加者により異なります。体調や今までの経験を踏まえて、今後補っていく必要のある側面を参加者とスタッフで相談しながら決めていきます。「パソコン」というプログラム名は、便宜上のものに過ぎません。作業活動を通して体調や状態を知り、その時々の状態に合わせた課題を設定し、復職に向けて体

調を整えると同時に、将来の再発予防につながるような気づきや対処方法を身につけることが目的です。このプログラムには作業療法士、作業療法アシスタント、心理技術職が携わっています。

「軽スポーツ」では、卓球を行っています。身体を動かすことで基礎体力を向上させることも目的の1つですが、主な目的は集団内における主体性と協調性、役割行動などの対人交流面についての観察や評価にあります。RAPで行われている卓球では、部屋に卓球台が1台しかなく、練習や試合は他の参加者が見守る中で行います。これは、治療構造の枠組みが緩いプログラムで、進行は基本的には参加者が主体で進めていくという設定です。対人葛藤や心理的葛藤が生じることもあり、自分の気持ちや周囲との折り合いをつけていくことが必要です。その意味で、慣れない曖昧な場での、参加者の対人関係パターンが観察できますし、本人にとっては適応訓練という意味もあります。このプログラムには作業療法士、心理技術職が関わっています。

「集団認知療法」は、①セルフカウンセリングにも役立つ認知療法の基礎を学び、②対人ストレスへのよりよい対処方法を身につけ、③職場復帰に向けた準備性を高めることを目的に行っています。このプログラムは、認知療法やアサーションの講義や話し合い、課題作業から構成され、プレセッションを含めて1クール8回で行っています。認知療法をグループで行うメリットとして、参加者同士がさまざまな視点から意見を出し合うことで、新たな気付きや物事の捉え方や受け取り方の幅を広げやすいことが挙げられます。プログラムには精神科医と心理技術職が関わっています。

「グループ」では、情報交換とディスカッションを行います。情報交換では、復職に向けた近況を手短に伝えてもらいます。またディスカッションでは、その日に話し合うテーマを参加者に挙げてもらい意見交換を行います。テーマは、病気との付き合い方や復職に向けた体調の整え方、家族との関係、職場でのストレス要因への対処、再発予防など多岐に渡ります。テーマについて話し合い、自分ならどのように対処するか考えること

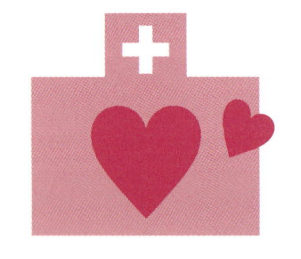

は、問題解決力を高める練習になります。また他の参加者の意見を聞き、自分の意見を聞いてもらい、アドバイスしあうことで、集団の凝集性が高まり、支え合いなどの治療因子が働きます。集団認知療法と同じように、他の参加者の意見を聞くことで、「こういう考え方もあるんだ」、「このようにやればうまくいくかもしれない」といった気づきが生まれます。これによって、物事の見方や考えの幅を広げ、選択肢を増やし、対処能力を高めやすくすると考えています。このプログラムには作業療法士と産業保健師が関わっています。

集団の凝集性

3. プログラムで使用しているシート

プログラムの活動を通しながら参加者と関わる以外に、RAPでは「症状チェックシート」、「気分と疲労のチェックシート」、「日常生活管理シート」、「ストレス分析・対処シート」、「自己評価表」を使用しています。目的は、①自分の体調を認識できるようになる、②復職した後に体調を踏まえて生活の組み立てができるようになる、③自分の傾向を振り返り、自分のもろい点をカバーして再発予防に対処できるようになる、④自己評価と他者評価のズレについて理由を考え修正することができるようになることです。

4. RAPの課題

RAPは作業療法という枠組みで行っているため、活動時間が午前中に限られてしまいます。作業療法という枠組みで行っている理由は、当院が精神神経科の病床を50床有しているために、入院している患者さんや退院後の患者さんなどを対象とした作業療法も必要なためです。そのため、午前中は復職のリハビリテーションに特化したプログラムを行い、午後はそれ以外の患者さんを対象とした一般の作業療法を行っています。体調や生活のリズムがまだ整っていなかったり、通勤ラッシュの時間帯に通ってくることの負担が大きい場合は、午後の一般作業療法から参加を開始し、体調がある程度改善した段階で午前のRAPに移行していきます。

RAPは、午前中だけのプログラムのため、導入する際の負

担は比較的少ないというメリットがある一方で、復職後の勤務時間とのギャップが大きいことは否めません。その対策として、自習課題や教材を渡し、プログラムのない午後は図書館などで行ってもらうなど、日中は外で活動するようにしてもらっています。そしてその状況を日常生活管理シートなどに書いてもらい、スタッフと振り返るようにしています。プログラムのない午後の取り組みの様子から、参加者の主体性や自主性、問題意識などが見えるところもあります。

　RAPでは、午前中だけのプログラムであるというデメリットを、上に挙げたような工夫で補いながら、参加者への援助を行っています。

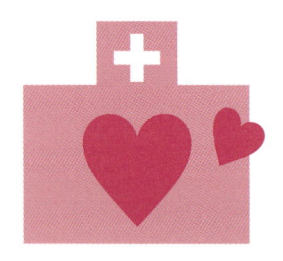

メディカルケア虎ノ門

五十嵐良雄

概要

　メディカルケア虎ノ門（以下、当院）は東京のビジネス街の1つである霞が関・虎ノ門地区に2003年に開設されました。場所柄、来院する患者さんはビジネスマンが大多数を占め、気分障害と不安障害が95％であり、統合失調症や認知症はほとんどいません。

　当院の復職支援マネジメントプログラム（Re-work Assisting Management Program in Toranomon、以下RAMP-T）は、復職前のリワーク・カレッジ®、リワーク・スクールなどのデイケアを中心としますが、あくまで図1に示すような診療を中心とした包括的な治療プログラムの一環です。リワークプログラム

リワーク・カレッジ®
リワーク・スクール

図1　復職支援マネジメントプログラム虎ノ門
（RAMP-T；Rework Assistant Managed Program in Toranomon）

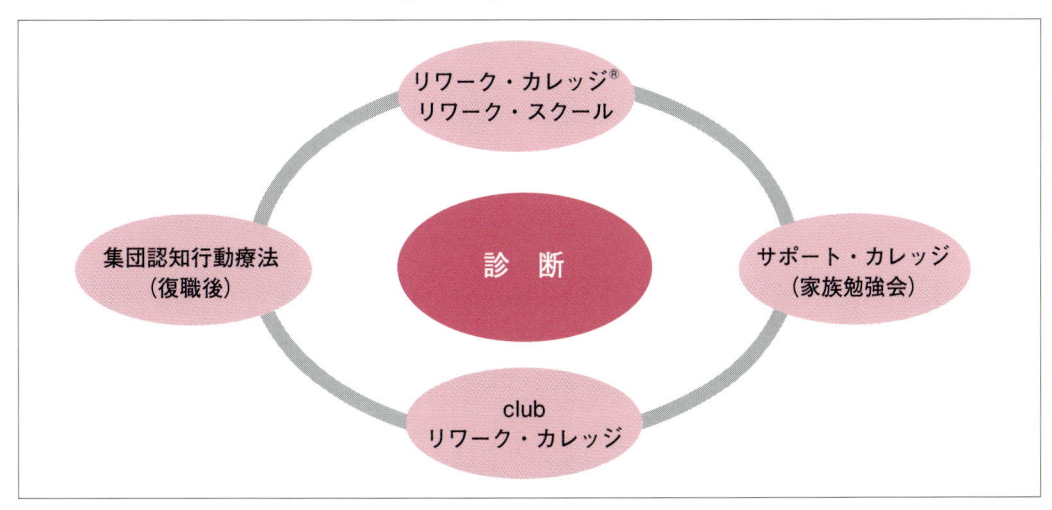

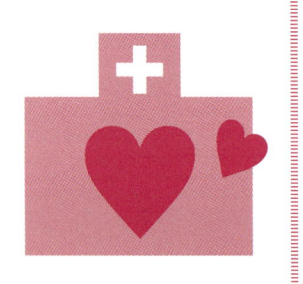

はリワーク・カレッジ®と名付けた復職支援専門の精神科デイケアとして、2005年1月から開始しました。参加対象者は当初から気分障害、不安障害に限定し、現在は在職者のみを対象としています。2007年11月からさらにデイケア施設（リワーク・スクール）を増設し、現在では小規模デイケア2単位、定員は55名となっています。図2に示すように、病状の回復度に応じてLevel制とし、通所日数を増やし、プログラム内容にも負荷をかけながら復職時まで、さらには復職後のフォローアップまでサポートを続けていきます。また、当院ではリワークプログラムを診療と治療の一環と位置づけていることから、主治医を変更し転医していただくことを利用の必須条件としています。

また、RAMP-Tでは家族を支援するためのサポート・カレッジ（家族向け勉強会）を月1回、3回で1クールとして実施しています。病気の正しい理解を促し、家族の関わり方・接し方についての教育を中心に、家族間の交流や情報交換の場の機会を提供しています。また、デイケアに通所している参加者とすでにプログラムを終了した者との交流会であるclubリワーク・カレッジが年2回患者主体で実施されており、毎回100名近くの参加者があります。

1.リワークプログラムの開始まで

RAMP-Tではリワークプログラムに参加できる程度の病状の回復を最初の目標とします（図2）。前医がいれば転院してもらい、診察で病状を毎週確認します。休職開始直後の1週間ほどは休養をとらせますが、その後は規則正しい日常生活を送るよう生活指導を行います。とりわけ朝は出勤時間に合わせた時刻に起き、夜も一定の時刻に就寝するという規則正しい睡眠覚醒リズムを取り戻すことに主眼をおきます。このために処方を調整することもしばしばあります。睡眠覚醒リズムが規則正しくなると、食事や服薬も規則正しくなってきます。また、毎晩寝る前に1日を振り返り、自分の症状や起床・就寝の時刻を記入するセルフマネジメント・シートを用いて、病状の回復度合いを実感してもらうようにします。睡眠覚醒リズムが改善されておらず、生活リズムが不規則で、日中も活動的になれない

図2　RAMP-Tのレベル

再休職予防のためのうつ病の集団認知行動療法セミナー（復職後に実施）

復職後の悩みや問題を取り上げながら、講義・ディスカッション・ワーク（ロールプレイ）を通じて認知行動療法の基礎を学び、自己学習できる土台を作り、再発・再休職防止に役立てていきます。

↑

**リワーク・カレッジ®（デイケア・ナイトケア）
Level 4、Level 5**

生活リズムが整って基礎体力が回復した、週4日、週5日通える方のみ利用が可能です。職場復帰と再休職予防を目標にオフィスワークを中心に、セルフケア（心理教育）やプレゼンテーショントレーニング、キャリア支援プログラムなど、職場を意識したさまざまなプログラムを通じて自己解決能力を高めます。Level 5 で週5日安定して通所ができる状態になった後、復職を目指していきます。

↑

**リワーク・スクール（デイケア、ショートケア）
Level 1 ～ Level 3（Level 3 α）**

規則正しい生活睡眠リズムの確立、不安などの気分のコントロールを目標に、虎ノ門までの通勤訓練を行い、集団での作業を通じて復職の基礎となる心身の土台を作っていきます。オフィスワークでは、休職に至った原因を自己分析し文章化する作業を行います。運動プログラム、セルフケア（心理教育）、うつ病に対する正しい理解を学ぶうつ病講座も合わせて取り入れています。
Level 1 のショートケア（半日）＋デイケア（終日）に参加できることが最低条件です。その後はLevel 2 から参加日数を増やし、週3日安定して通所ができるようになった後、リワーク・カレッジ®へ進みます。

↑

診療による病状の回復と管理（発症から寛解まで）

薬物療法の見直しや生活指導を週1回の診察時に行いながら、安定した病状を確保します。日中は図書館に午前中通えるレベルを目指します。
病状が安定し、復職への意欲が感じられるようになってきたら、リワーク・スクールへの参加となります。

ような不十分な回復レベルの段階でプログラムに参加すると、通所だけで精一杯でプログラム中の疲労が強く、すぐに中断になってしまう場合が多いのです。

　一晩よく眠れて、午前中とりわけ朝の気分が改善すると、日中の時間帯に活動ができるようになってきます。その段階で日中（とくに午前中）は図書館のような場所で過ごすように指導します。プログラムを始めるには、ある程度集中力が保たれ、あまり興味のわかない本を読んでいても眠気が出ない程度の症状の改善が求められます。図書館通いの意味は、家から外に出かけ（いわば通勤）、そして机があり本という文字情報がある（ビジネスマンにとっては職場に近い環境）という条件に加え、なにより大事なのは図書館が他人の目がある場所であり、そこで一定時間を過ごすことができることだと考えています。よく「自宅で本を読んで勉強をしています」という方がいますが、他人の目がない慣れ親しんだ自室で読書ができることと、リワークプログラムに参加しても大丈夫という回復レベルに達していることとは同じではありません。

　リワーク施設以外に主治医がいる参加者では、リワークプログラムのスタッフと主治医との情報交換が十分にとれていないと、失敗してしまうことがあります。主治医には診察室内での参加者の姿しか分かりませんし、参加者も自分に都合の悪いことはあまり主治医に伝えていません。このような状況においては、主治医が病状の回復度を正確に判断するのは困難です。参加者の病状の回復度について、他の医療機関の主治医とリワーク施設のスタッフとの間でうまく情報共有するためには相当の労力が必要ですが、これは今後のリワークプログラムの標準化のプロセスにおいて検討しなければならない課題の1つです。

　上記のように、この段階では主治医の役割が極めて重要です。診断を再検討したり、薬物療法を変更することもしばしばあります。また、薬物療法に対する反応が悪い場合には生活改善を目指して、ストレスケア病棟などでの入院加療を依頼し、一定の改善をみてからプログラムに導入するケースもあります。これらの治療だけでは病状が改善しない場合には通電療法を勧め、病状が回復してから改めてプログラムに導入するケー

通電療法

スもあります。この段階では主治医がどれだけ症状を改善させ、病状を安定させられるかがポイントであり、この基礎固めがなければリワークプログラムは砂上の楼閣となってしまいます。

2. リワークプログラムの内容：リワーク・スクール

いよいよプログラムの開始となりますが、その前提として本人にデイケアを必ず見学してもらいます。見学の目的は本人のモチベーションを確認することと、見知らぬ集団に入ることを極端に嫌っていないかをスクリーニングすることです。当院のリワークプログラムを継続できないと予想されるケースでは、より小さな集団でプログラムを行っている障害者職業センターなどのリワークを選んだ方がよい結果を生むことが多いのです。リワークプログラムに主体的に参加して復職しようという意思があくまでも重要ですので、会社から復職支援プログラムを利用しないと復職させないなどと指示されてしぶしぶ来院している場合にも、プログラム利用の目的を説明したうえで本人のモチベーションが低ければ、参加を断る場合もあります。

プログラムは、午前か午後のショートケア1日にデイケア1日を加えた週2日から通所を開始し（図2）、自宅から一定の時間をかけて朝9：30の開始時間に遅れずにクリニックに到着できるかを観察します。当院の参加者は自宅から片道1～2時間かけて通って来る方が多く、通所開始直後は1日が終わると非常に疲れるようです。また、見知らぬ環境や集団になじんでいくまでには精神的緊張もあり、心身の疲労が重なって、遅刻や欠席が見られる場合もあります。この段階では遅刻せずに決められたスケジュールで参加できることがポイントとなります。そしてオフィスワークの時間には、筆者が作成した「うつ病講座」のテキストなどを読んで自分の疾病に関する学習をしてもらいます。このテキストはA4判60ページを超えるもので、気分障害に関する医学的な知識をつけてもらうために国内外の医学文献を私なりにまとめたものです。

週1日半のLevel 1からスタートし、デイケア週2日、次いで週3日とステップアップしていきます（図2）。この段階で

は一定の参加率を満たしていれば自動的にステップが上がります。順調に行くと開始後6週間でLevel 3である月、水、金の週3日のデイケア参加となります。この頃には生活リズムが整い、日中の気分も改善され安定した病状となっています。

　この段階で、休職に至ったプロセスの自己分析をしてもらいます。自分を取り巻く環境にどのような変化があったかに加えて、その結果として憂うつな気分や不安などの症状が現れたプロセスを、自分自身に内在する要因とも関連づけて内省し、休職以前の状態から休職に至るまでの経過を自己分析して文章化してもらいます。作成された文章を読むと、従来のうつ病のように自分が原因で皆に迷惑をかけている、というような自責的な内容はほとんどみられず、会社や上司や家庭や社会など自分以外に原因がある、とする他罰的なものが圧倒的に多いようです。作成のポイントは、自分を取り巻く環境にどのような原因や要因が存在していたのかを認識するのと同時に、症状形成に関与した自分の側の要因を考えることです。患者さんは、通常環境要因を変えることはできません。患者さんに変えられるのは、主に自分の側の要因です。自分の側の要因を理解し、再発を防ぐための対応を考えておくことは、再休職を防ぐ上で非常に重要なことであり、これが自己分析の第一の目的です。診断が適応障害である場合は特に、不適応を起こしている本人側の要因の把握が重要です。また、過重労働で燃え尽きるタイプのうつ病でも、会社や組織への過剰適応や本人の気質、場合によっては軽躁状態が経過に影響していたことが明らかになったり、詳細な自己分析の結果、診断が双極性障害であったと判明することがあります。ただ死別反応などの大きな外傷体験があると思われる場合には、深く追求することは避けるべきでしょう。

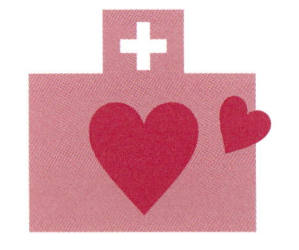

　自己分析をしてもらう第二の目的は、心理的負担をかけた際の病状の安定性を確認することにあります。休職に至ったプロセスに直面しても状態が悪化しない程度に病状が改善していないと、復職に向かって歩みを進めることは難しいのです。自己分析の負荷がかかっただけで症状が不安定となり、規則的な生活リズムが崩れ、朝の気分も悪くなって日中の集中力もなくな

表1　リワーク・スクールのプログラム例

	月	火	水	木	金
AM	卓球	頭と身体のストレッチ	オフィスワーク	卓球	頭と身体のストレッチ
PM	オフィスワーク	オフィスワーク	セルフケア	オフィスワーク	オフィスワーク

るなどの兆候が見られた場合には自己分析を中断し、再び病状を安定化させることを目指して診療を継続します。病状の変化には細心の注意を払いつつ、場合によっては投薬内容を変えながら少しずつストレスをかけ、復職への準備を進めていきます。

　この段階では、「病者の役割」に専念し、「治ること」を最優先課題とする必要性を確認してもらいます。そうすることで疾病理解や薬物療法の重要性への理解が進み、服薬アドヒアランスも上がっていきます。また、休まず出席するためにはプログラムのない土・日の過ごし方も重要になります。そして、休まず出席することは、自らが決めたことから回避しないという体験にもつながります。集団になじめば、同じ悩みを抱える仲間が得られますが、ときにはコミュニケーションの取り方に問題があり、適度な距離をとれるように指導しなければならない場合もあります。また、先にも述べましたが、休職に至ったプロセスを自己と環境の両面から理解することは、復職への歩みを進めるためには必須です。この自己分析が終了した段階で週4日のステップに上がっていきます（**表1**）。そして、その後のステップではこの自己分析の結果をさらに肉付けして、自己のものとするようなプログラムが用意されています。

3. リワークプログラムの内容：リワーク・カレッジ®

　この段階ではフロアが変わり（リワーク・カレッジ®）、職場復帰と再発予防を目的とし、状態の安定度に合わせて週4日か

服薬アドヒアランス
患者さんがきちんと薬を服用するかどうかを問題にする場合、「コンプライアンス」という言葉がつかわれる。しかし最近では「アドヒアランス」という言葉をつかうようになっている。指示されたことに忠実に従うというより、患者さんが主体となって「自分自身の医療に自分で責任を持って治療法を守る」という考え方である。そのためには病気の知識を得て、なぜ薬を服用する必要があるのかを教育しなければならない。その上で患者さんが主体的に服薬をするという姿勢が治療には欠くことができない。

表2　リワーク・カレッジ®のプログラム例

	月	火	水	木	金
AM	オフィスワーク	オフィスワーク	オフィスワーク	オフィスワーク	オフィスワーク
PM	オフィスワーク	セルフケア	オフィスワーク	メンバー主体プログラム	セルフケア
ナイト				認知行動療法	

ら5日へと参加日数を増やします（図2、表2）。オフィスワークの時間が増え、参加者各自で以前よりレベルを上げた業務に関連する課題を設定し、スタッフが達成状況を確認しながら、集中力や業務スキルの回復を図っていきます。また、自己分析に十分でない点がある場合には、この時間に再考を行います。セルフケア（心理教育）では表3のようなプログラムにより、自己理解や疾病理解を深めるための講義、個人ワーク、ロールプレイやグループディスカッションなどを行い、ストレスマネジメントやセルフコントロールを習得してもらいます。ま

表3　心理教育の具体的内容

- セルフモニタリング
- 認知（ものごとの捉え方のクセを知る）
- コミュニケーション
- アサーショントレーニング
- リフレーム（認知再構成法）
- 交流分析理論とエゴグラム
- ストレスマネジメントとコーピングスキル
- 不安のメカニズム
- キャリアの再構築　　　　　　　　　　　　　　　　　　　　　　　　など

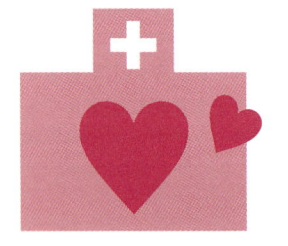

た、当院ではメンバーが主体となって作るプログラムも行っています。職場での業務を意識したプロジェクト形式のプログラムを通じて協働する場面を設定し、互いの役割分担を意識しながら問題解決能力を高める場としています。この作業を通じて職場の人間関係で生じる問題と類似した問題点が浮かび上がることも多く、今後に向けた対処法を考えることにもつながります。

　週5日間通所できるようになって2ヵ月経過した頃を、終了の目安としています。この間、参加者は非常に焦ります。1日も早く復職したいということを執拗に訴える参加者もいますが、このような状態での復職には失敗が多いのです。焦りがなくなり、復職への自信が自然にわいてくるようになるのを待ちます。このときに合わせて認知行動療法を週1回のナイトケア（表2、木曜16：30～19：30）で実施します。6週間で1クールとなっており、認知行動療法における認知再構成法やロールプレイを用いて、復職後に想定される問題に対し、事前に対処を考えたり予行練習を行っています。このようにリワーク・カレッジ®の段階では復職を視野に入れて、心身への負荷を徐々に高めていきます。

　この間、欠席や遅刻が目立って症状が再燃したと認められるときには、いずれの段階でもデイケアを中止とします。症状の改善を優先して通院治療のみになりますが、このような事態は復職後の再発のメカニズムを解き明かすのにも役立つので、症状再燃の理由の分析や対処を行った上で、再利用してもらいます。

　いよいよ復職するときは、まず、会社での復職面談などの手続きについて参加者に報告をしてもらいます。参加者が会社に復職の意思を連絡し、主治医による復職可能の診断書などの必要な書式を用意し、産業医面談などが進んで復職日が決まります。その間に会社の人事労務担当者、上司、産業保健スタッフなどの希望で、診療時間内に枠を設定し面談を行う場合もあります。また、企業に産業医がいる場合にはプログラムの参加状況やその中での疲労度や集中度、協調性や達成度等を点数化した評価表を文書で情報提供しています。

4.復職後のフォロー

　復職当初は毎週の診察を実施し、就労状況が安定すれば徐々に診察の間隔を開け、月1～2回の診療で病状の安定性を確認していきます。症例にもよりますが、復職後少なくとも1年間は安定した状態が継続することを確認し、病状が不安定となった時には安定を確認するべくさらに長期間の診療を継続します。

　復職後の患者さんを対象として、再休職予防とストレス対処能力の向上を目的とした集団認知行動療法（**図1、図2**）を開催しています。参加者全員がデイケア終了者であるため開始当初から凝集性が高く、参加者の状況が似ている点も効果的です。なにより復職間もない不安定な時期に集団認知行動療法を通した援助を受けられる意味は大きいと思います。

　仲間の存在は重要であり、リワーク・カレッジ®やリワーク・スクールの大きな役割の1つです。同じ悩みを抱えながら一緒の時間を過ごす仲間を得ることで、家族以外に自分の苦しみを理解してくれる人を持つことになります。現在通所しているメンバーと終了したメンバーとの交流会（**図1**、clubリワーク・カレッジ）も患者主体で年2回ほど開催されていますが、毎回100人近いメンバーが集まり、デイケア中に抱いた疑問や復職時の注意点、復職後のキャリアなどについて話し合います。通所中のメンバーにとっては、終了したメンバーに自分の復職後の姿を重ね合わせ、復職をより現実的に感じられるよい機会となっているようです。また、スタッフにとっても復職した元メンバーの元気な姿を見ることは、とても嬉しい時間でもあります。

　利用者は時代を映す鏡のようであり、背景疾患の変化に合わせたプログラムの変更が必要です。例えば双極性障害とりわけ双極Ⅱ型障害がかなり増加し、どの施設でも30～40％、なかには70～80％を超えるところもあります。他には、成人となって初めて発達障害と診断された人、あるいはその傾向のある人が利用者の30～40％以上を占める場合もあります。プログラムの基本的な構造は変わりませんが、一部に見直しが必要な状況もあり、当院もプログラムの見直しを定期的に行っています。最新のプログラムは『うつのリワークプログラム』（五十嵐良雄著，日経BP社，2018）で紹介しております。

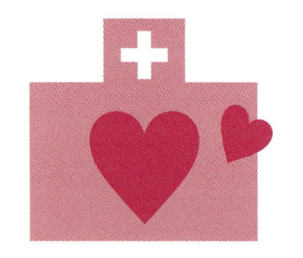

品川駅前メンタルクリニック
有馬秀晃

はじめに

2008年3月29日にうつ病リワーク研究会（代表世話人：五十嵐良雄医師）が設立されました。この研究会の設立趣旨は、①復職支援プログラムの開発や標準化、②復職支援活動の普及啓発が主なものです。筆者も設立メンバーに加わっており、この研究会を通じて、うつ病の患者さんが職場復帰するためにはどのようなリワークプログラムが有効なのかを科学的に検討し、社会に貢献できればと考えています。筆者の所属する品川駅前メンタルクリニック（以下、当院）では、2004年3月からうつ病リワークに特化したデイケアプログラムを行っており、通称「品川リワークキャンパス」と呼んでいます。その活動の一部は、東京・池袋で開かれた第13回日本デイケア学会分科会（2008年9月20日）において「うつ病を対象としたデイケアにおける復職に役立つプログラム」と題するシンポジウムで発表しました[1]。ここでも当院のリワークプログラムについて説明します。

[1] 有馬秀晃：うつ病エピソードの振り返り作業を通した気付きと成長の促し．デイケア実践研究12(2)，2009．

1. リワークプログラム（デイケア）が目指すところ

当院が提供しているうつ病リワークプログラムは、「在職の社会人の方で過重労働や職場のストレスにより疲弊してうつ病・うつ状態となった方々を対象とした社会適応レベル改善のための集団デイケアプログラム」と位置付けられています。筆者自身の産業医としての経験から、うつ病では「病状としては回復したレベル」と「従来のように働くことができるレベル」の間に大きな溝があることを強く感じていたため、プログラム

の発想として「症状は治ったけれども働くにはまだ足りない、その隙間を埋めるためのプログラム」「復職がゴールなのではなく、復職後に再発予防のセルフケアができるような人間的成長を促す教育的プログラム」ということを考えています。また、なるべくオーソドックスなプログラムにするために、国の指針である、たとえば「事業場における労働者の心の健康づくりのための指針」（平成12年8月9日基発第522号）や「心の健康問題により休業した労働者の職場復帰支援の手引き」（平成16年10月14日）などに準拠することも意識しています。

当院のリワークプログラムの定員は1日あたり最大20名（精神科デイケア・小規模）です。2006年4月1日～2008年8月31日に、実際に参加した患者さんの数は1日あたり平均14.7名、参加者総数（実人数）は合計123名でした。リワークプログラムに導入された参加者は、このリワークプログラムに1週あたり1～2日から通所を開始して、最終的には1週あたり5日間通うようになります。1週間のプログラム内容を表1に示します。参加者のリワークプログラム在籍期間は5ヵ月から11ヵ月程と幅がありますが、最も多いケースは6ヵ月半程度です。リワークプログラムを無事に卒業・復職した後は、本人の希望があればOB・OG向けの土曜フォローアッププログラム（ショー

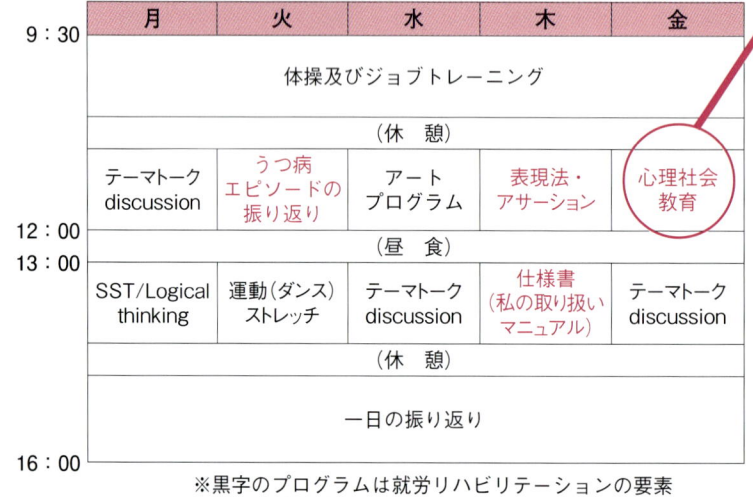

表1　プログラムの具体的内容

時間	月	火	水	木	金
9：30	体操及びジョブトレーニング					
	（休　憩）				
	テーマトーク discussion	うつ病エピソードの振り返り	アートプログラム	表現法・アサーション	心理社会教育
12：00	（昼　食）				
13：00	SST/Logical thinking	運動（ダンス）ストレッチ	テーマトーク discussion	仕様書（私の取り扱いマニュアル）	テーマトーク discussion
	（休　憩）				
	一日の振り返り				
16：00					

※黒字のプログラムは就労リハビリテーションの要素
※赤字のプログラムは心理社会教育の要素

心理社会教育：
1. 食事・運動
2. 睡眠
3. ストレスマネジメント
4. うつ病
5. 躁うつ病
6. 発達障害
7. パーソナリティ
8. アルコール
9. 喫煙
10. キャリア（価値分析）
11. コミュニケーション
12. リラクセーション
13. 薬について
14. 職場の産業保健システム
15. 熱中症
16. 花粉症
17. インフルエンザ・感染症
18. 認知、記憶
19. アサーション
20. 積極的傾聴
21. 心理療法
22. 生活習慣病
23. 腰痛対策
24. 健診結果の見方
　　合計　24セッション

トケア）という形で復職後の支援を行っています。

2. うつ病エピソードの振り返り作業

次に、当院のリワークプログラムのなかでも最も柱となっている「『うつ病エピソードの振り返り作業』を通じた気付きと成長の促し」についてお話します。

「うつ病エピソードの振り返り作業」は毎週木曜日にテーマトークという枠で行われています。仕事上の挫折体験からうつ病エピソードに至った自らの体験をテーマに、同じ仲間と話し合い、自己洞察や内省を深める場です（図1）。このプログラムを通じて、発表者だけではなく聞く側に回った参加者も、自分の行動パターンに気付き適応的な行動パターンについて考えることによって、セルフケアの能力の向上や再発予防につながるのではないかと考えています。その日の発表者には、リワークプログラムに参加して約1ヵ月が経過し場になじんできた参加者が選ばれます。そのことを事前に本人に伝え、発表者となった参加者は封印していた自らの記憶とそこに付随する感情をもう一度思い出し、当日に備えます。実際の振り返りで過去にとり上げられたテーマには次のようなものがありました。

「わたしがうつに至るまでの経緯」「会社への不満、何であんなところに就職したのか」「果たして復職できるのであろうか」「職場で許せなかったこと」「家族・親族との関係について」

うつ病エピソードの振り返り作業

図1　うつ病エピソードの振り返り作業の様子

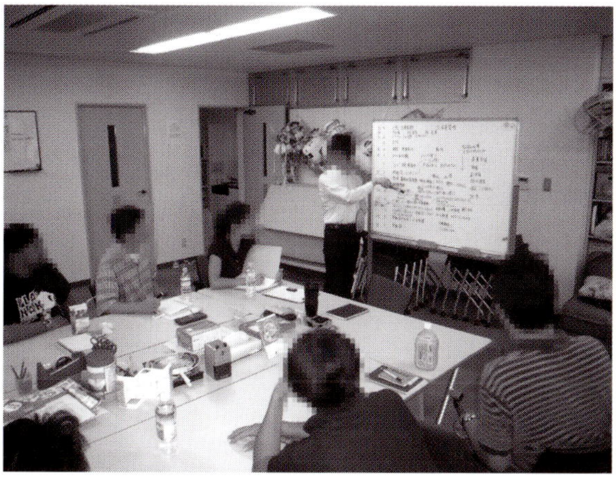

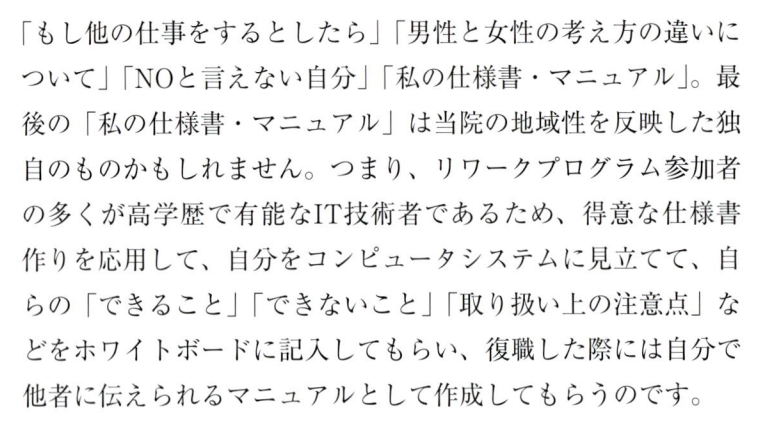

「もし他の仕事をするとしたら」「男性と女性の考え方の違いについて」「NOと言えない自分」「私の仕様書・マニュアル」。最後の「私の仕様書・マニュアル」は当院の地域性を反映した独自のものかもしれません。つまり、リワークプログラム参加者の多くが高学歴で有能なIT技術者であるため、得意な仕様書作りを応用して、自分をコンピュータシステムに見立てて、自らの「できること」「できないこと」「取り扱い上の注意点」などをホワイトボードに記入してもらい、復職した際には自分で他者に伝えられるマニュアルとして作成してもらうのです。

　これらのプログラムを通じて参加者は、ある種のAha体験をしているのではないでしょうか。世の中には「失敗したとき、挫折した時に読む本」の類は数多くあります。しかし、アドバイスを単に活字として読むレベルではなく、仲間との対話を通じて身をもって痛感することに意義があると感じます。振り返り作業の最中に、発表者または聞き手が感極まり泣き出してしまうことは珍しくありません。目から鱗が落ちる体験がいかに重要であるかがよく分かります。

3. リワークプログラム参加者の感想

　次に、患者さんがリワークプログラムに参加してみてどう思ったのか、実際の声を聞いていただきたいと思います。

Aさん（38歳、男性）

「いつも相手の要求に120％完璧に応えるのが当たり前だと思っていました。しかし、実際はそんなに頑張らず、先延ばしにしていたら自然に解決してしまう業務がいくらでもあることに気付かされました。自分で自分を追い込んでアップアップになっていたのかも知れません。」

Bさん（42歳、男性）

「悩みを持つ者同士が意見交換できる場は、非常に有意義だと思います。自分では普通だと思っていたことが、そうでもないんだと気付くことができました。今まで誰にも言えなかった自分の思いが言えて、逆にいろんな人の考え、体験を聞くことができてうれしいです。」

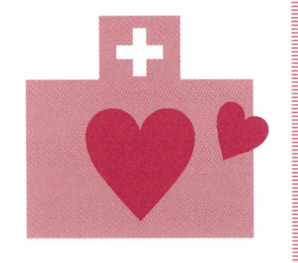

Aha体験

気付きやひらめきの瞬間に「あっ！」と感じる体験のこと。Aha体験により脳が活性化すると言われている。Ahaは英語の間投詞で「ああ、なるほど」という意味。この概念はドイツの心理学者ビューラーが提唱した。

Cさん（26歳、男性）

「『遅刻や欠席が多い！』とスタッフから何度も指摘されて、腹が立ちました。母が入院したり、自分の体調が悪かったりとちゃんと理由があったのですから。でも、『もし復職後に同じことがあったら、どうしますか？』とスタッフから問いかけられて少し考えが変わりました。休むための理由を自分が作り出していただけかもしれない、とも少し思えるようになりました。これは自分には大きな発見でした。スタッフが出席を重視している意味が分かりました。」

Dさん（34歳、男性）

「実は、こんなこと（デイケア）をしていて復職できるのか？　と最初はかなり懐疑的でした。所詮、いくらこんなことをやっても、あの職場に戻ったらどうせまた駄目になる。特に『英会話やジャズダンス』なんて意味も分からないし、出たくなかったです。でも、スタッフとじっくり話し合ったら、少し捉え方を変えられるようになりました。なるほど確かに職場に戻ったら自分で選べる仕事ばかりじゃないし、望まない環境に置かれた際どういう風に気持ちを持っていくか、というのはストレスの多い職場で働くうえでは重要なことだと感じました。」

まとめ

　最後に、5年間うつ病リワークプログラムをやってきて分かった成果と問題点についてまとめます。まず成果ですが、集計が可能であった2006年4月1日～2008年8月31日の調べで、この期間の参加者123名のうち、111名（90％）が無事に復職を果たし現在も就労継続中、5名（4％）が現在もリワークプログラム通所中、7名（6％）が復帰をするもうまくいかず退職、という結果でした（2008年9月20日現在）。ただし、退職した7名のうち3名は、その時点で再就職を果たし通院は継続しています。

　最後に、分かってきた問題点や改善すべき点を列挙します。
① リワークプログラム導入後に分かった双極性障害、広汎性発達障害、アルコール依存症、パーソナリティ障害への対応。

②特定のプログラムへの参加を拒むケース。
③リワークプログラムが復職予備校化してしまい、「復職可能診断書（いわば、合格可能性A判定）」をもらうために参加者がうわべだけ医師・スタッフの前で良い子としてふるまい、実際は内省が深まらないケース。さらに、復職準備性評価表の中身や評価方法自体を知りたがり、傾向と対策を練ろうとするケース（←もともと、こういうことは得意な人たちなので）。
④ある参加者が「復職可能診断書」をもらった際に、別の参加者が「なぜ、わたしはまだ復職可能ではないのか？」と不満を感じスタッフに激しく詰め寄るケース（←会社における評価面接の場面で、上司から思ったような評価が得られなかった場合と類似しているように思われます）。
⑤産業医や企業との連携がうまくいかないケース。
⑥デイケアの居心地がよいために居ついてしまい、復職を先送りしようとする参加者。
⑦いつ完全に巣立たせるか。

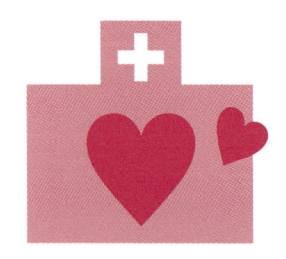

宇治おうばく病院

片桐陽子

はじめに

　宇治おうばく病院は、京都府南部、人口19万人の宇治市にある、精神科412床・内科160床の精神科主体の病院です。1957年、黄檗宗萬福寺の庫裏跡に、40床の精神科単科の病院として建てられたのが始まりです。現在は精神科・神経科を中心に、心療内科、内科、リハビリテーション科を標榜し、うつ・ストレス外来、もの忘れ外来、禁煙外来の専門外来も行っています。「うつ・ストレス圏」「統合失調症圏」「認知症圏」「身体合併症圏」の4つの領域にわたって、医療と介護のサービスを提供しており、病院の他にも、診療所やカウンセリングルーム、介護施設、グループホームなどさまざまな施設を持っています（図1）。

　「うつ・ストレス圏」領域では、ストレスケア病棟を作ったり、診療所やカウンセリングルームを作ったりと、入院・外来

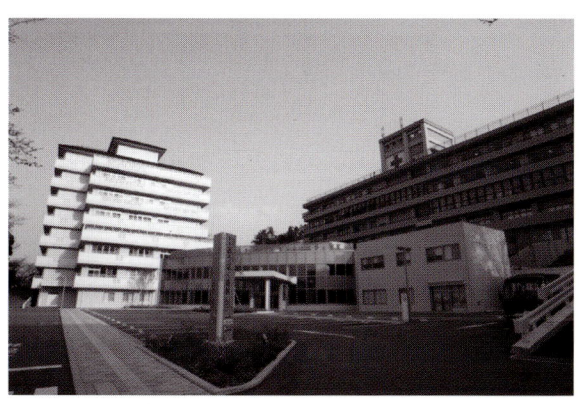

図1　宇治おうばく病院

ともに治療メニューの充実を図ってきましたが、職場復帰をサポートする体制が欠けているとの思いがありました。統合失調症対象のデイケアや精神科作業療法など既存のリハビリテーション施設では、うつ病の人たちに特化したサービスは提供できないとも感じていました。そこで、病院の大規模改築が行われたときに、うつ病の方の職場復帰を支援する専門のデイケアを作ろうということになり、2006年2月、復職トレーニング専門デイケア「バックアップセンターきょうと」（以下、当デイケア）を開設しました。

最近リワークプログラムをもつ医療機関が増えつつありますが、街なかのクリニックに併設されていることが多いようです。ここでは、一地方都市にある精神科病院で行っているリワークプログラムについてご紹介します。

1.バックアップセンター・きょうとの概要

開所時間は、月曜日～金曜日の週5日、9：00～15：00です。定員は25名（精神科デイケア・ショートケア：小規模）ですが、実際は席数の都合上20名程度となります。スタッフは、精神科医師、臨床心理士、精神保健福祉士、看護師が従事しています。

参加者が利用する目的としては、
①生活リズムを整え、体力を回復させる。
②集中力など知的作業能力を回復させる。
③知的活動性や身体活動性がどの位回復しているかを実際の作業を通して確認する。
④仕事に復帰するための自信など心理的な準備を行う。
⑤再発予防のための知識や技術を得る。
⑥対人関係の練習をする。
⑦同じような悩みを持った人たちとの交流を図る。

参加対象者としては、
①気分障害およびストレス関連疾患（不安障害、強迫性障害など）を持ち、現在休職中（あるいは無職）である。
※無職の場合には、退職後1年以内で、かつ3年以上常勤で勤務したことがあるという条件を設けています。

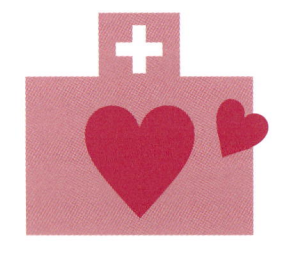

※双極性障害Ⅰ型の場合は、当院に主治医がいる場合のみ受け入れることにしています。

② 1年以内に復職が見込める。

※利用期限は原則1年としています。

③ 主治医より復職トレーニングの段階に達していると判断されている。

※回復期後期と判断されている方を対象としています。

④ 集団を乱さない。

※集団の適応に問題がある場合には、通所開始後も利用をお断りする場合があります。

2. 設備と備品

ほとんどのプログラムはデイケア内で行いますが、スポーツは病院に隣接する市の体育館やテニスコート、野球場を借りて行います。

設備と備品は**図2**、**図3**の通りです。ちなみに当デイケアにはテレビは置いていません。

3. プログラム

各プログラムの目的や内容は、6章で触れていますので、ご参照ください。

図2　施設・設備

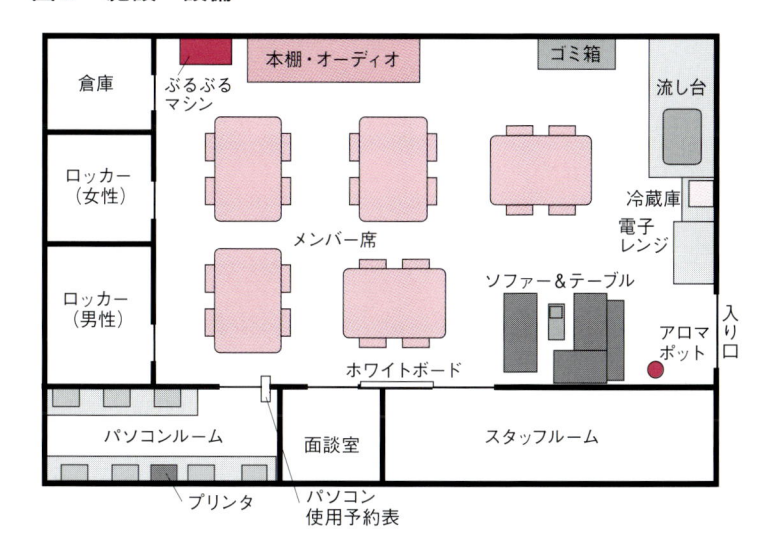

図3　施設の様子

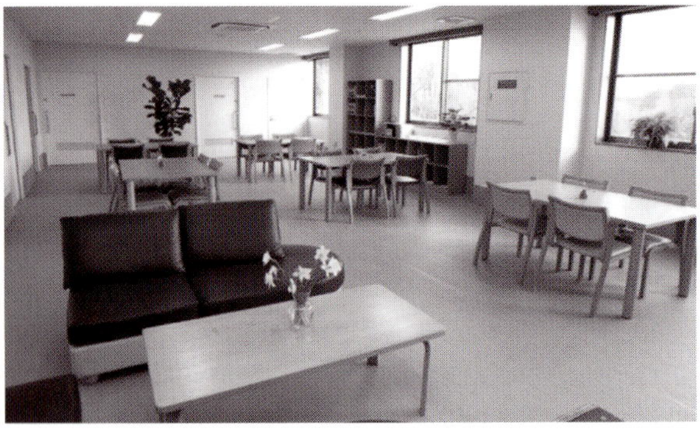

(1) 1日の流れと週間プログラム

　1日はラジオ体操から始まります。朝のミーティングは参加者が交代で司会を務めます。午前中は「復職トレーニングプログラム」と呼んでいる個別の課題に取り組む時間です。午後はグループプログラムを行います（図4）。

(2) 月間プログラム

　定例プログラムに加えて、参加者自身が企画運営するメンバープログラムや、特別プログラム（創作や料理など）を組み込

図4　1日の流れ

	9:00　9:30		12:00　13:00	14:45　15:00
		復職トレーニング	昼食　全員参加プログラム	
月曜日	ラジオ体操　朝のミーティング	9:30〜10:00 ウォーキング	SST （社会生活技能訓練）	終わりのミーティング
火曜日		11:15〜11:45 ダイエットプログラム 11:45〜12:00 スロトレ	アロマセラピー	
水曜日		11:20〜12:00 ペーパークラフト	ストレスマネジメント講座	
木曜日		12:00〜12:30 ウォーキング	ヨガ	
金曜日		10:30〜11:00 指編み マインドフルネス瞑想	スポーツ	

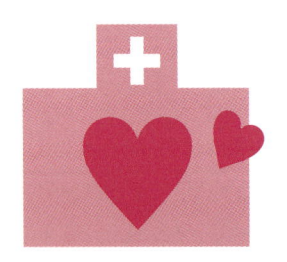

宇治おうばく病院

表1　午後のグループプログラム　月間予定（例）

月	火	水	木	金
		ストレスマネジメント講座「アサーション②」	ヨガ	スポーツ「テニス」
SST「断る」	アロマセラピー「マッサージ実習—ハンド」	メンバープログラム	ヨガ	園芸／ウォーキング
ナースプログラム	創作「石ころアート」	ストレスマネジメント講座「問題解決療法①」	ヨガ	スポーツ「ソフトボール」
SST「マイナスの気持ちを伝える」	アロマセラピー「マッサージ実習—ハンド」	ストレスマネジメント講座「問題解決療法②」	特別プログラム「秋の味覚」	スポーツ「ソフトバレー」
SST「プレゼンテーション」	アロマセラピー「和のアロマ」	ストレスマネジメント講座「ストレス介入まとめ」	ヨガ	メンバープログラム

図5　プログラムの様子

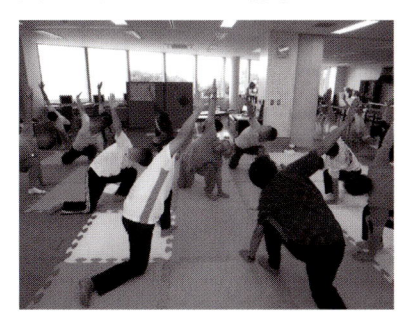

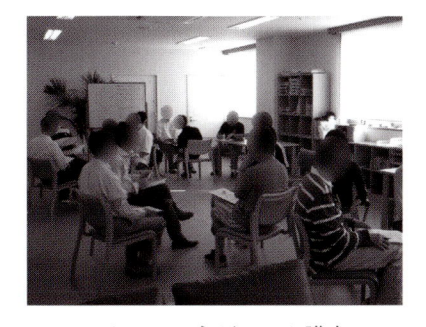

ヨガ　　　　　　　　ストレスマネジメント講座

んでいます（表1、図5）。

4. 当院のリワークプログラムの特徴

(1) 入院施設がある

　精神科病院で入院施設を持っている点が、まず大きな特徴です。リワークプログラムは通常通所プログラムであるため、病状の悪化等で通所できなくなった場合、援助が難しくなる面があります。こうした場合、当院には入院施設がありますので、すみやかに入院治療へ導入することができ、治療の連続性も保てます。退院後再び当デイケアを利用し、無事復職を果たされ

リワークプログラム

た方もいます。

　また、状態に応じて入院病棟を選択することもできます。希死念慮が強い人は急性期治療病棟へ、生活リズムの立て直しや薬剤調整が必要な人はストレスケア病棟（内科および精神科）へ入院していただきます。

(2) 備品・設備が揃っている

　デイケアを始める際には、大きな備品からこまごまとしたものまで種々の物品が必要になってきます。しかし、なかにはごくたまにしか使わないものもあり、そうしたものをすべて購入しているとお金もかかりますし、ものが増えて管理に困ります。当院には大規模の精神科デイケアなどの施設があるので、必要なものは大抵揃います。また、周囲が自然に囲まれていて、隣には市営の体育館や野球場、テニスコートがあるので、自然と交流したり体を動かしたりする環境が整っています。

(3) 他部門と幅広い連携が図れる

　精神科デイケア（大規模2単位）や精神科作業療法室など、他にも精神科リハビリテーション施設があるため、利用者のニーズに合ったサービスが可能となります。当デイケアを始めるにはまだ早い人（生活リズムが十分整っていないなど）には、準備段階として2時間の精神科作業療法を利用してもらったり、当デイケアの対象とならない場合は統合失調症圏のデイケアや就労支援窓口など他部門で治療を受けてもらったりしています。

5. 利用状況とこれからの課題

　開設から3年余りが経過し、利用を終了された参加者も150名近くになりました。性別では男性が9割を占め、年齢層では30～40歳代が7割と多くなっています。職業は会社員がもっとも多く、僅差で公務員が続いています（教員や市役所職員などの地方公務員が目立ちます）。デイケア利用期間は3～6ヵ月の方が多い印象ですが、半年以上利用される例も少なくありません。復職実績としては、7割が無事復職されていますが、3

割は途中終了となってしまっています。これは当デイケア利用者に、3回以上再発している人や長期休職者が比較的多いためではないかと推測していますが、今後追跡調査や復職要因の分析が必要であると考えています。

　また、これからの課題として、病気の再発と再休職を防ぐために、フォローアッププログラムを整備する必要性を痛感しています。リワークプログラムを開設して3年以上経過した現在、再通所の参加者を目にする機会も多くなってきました。現場で、うつ病の再発率の高さを実感するところですが、再発を食い止めるためにも、各プログラムの有用性を再検討すると同時に、職場復帰後の有効な支援を提供していきたいと考えています。

さっぽろ駅前クリニック
横山太範

理論的背景

　北西憲二は、うつ病患者に有用な集団精神療法のグループ力動として、普遍化（苦悩の分かち合い）、他者からの受容や共感（受け入れてもらえたという体験）、愛他主義（誰かの役に立てたという体験）、希望（症状が改善したメンバーとの出会い）などを挙げ、「軽症で慢性化し、また対人関係の問題を持ち、社会的に孤立に陥っているうつ病者は集団精神療法が有効である」と述べており[1]、実際うつ病リワーク研究会に加わっている医療機関で行われる復職支援プログラムの多くで、集団精神療法が活用されています。

　また筆者の経験では、「仕事を頼まれると断れない」、「人に仕事を頼めないために仕事を自分一人で抱え込みすぎる」、「ミスが起きたときに必要以上に自分を責める」、「我慢しすぎる」など職場で不適応を引き起こす恐れのある認知や行動のパターンの修正が行われないまま復職すると、再休職してしまうことが多いように思います。

　ヤーロムは、行動パターンの修正に有効な集団精神療法の治療因子として「対人学習」を挙げています[2]。グループが支持的で安全な場として体験されると、参加者が抱えてきた対人関係の歪みが、グループの中で再現されていきます。そうすると、グループの中で直接（「今、ここで」ともいいます）、歪みを指摘できるので、患者さんが自分の歪みを認識し、修正する機会になるのです。たとえば、注目を引くための競争、他人を支配しようとする権力欲、争いを避け自分の殻に引きこもるための逃避などの対人関係のパターンが繰り返されます。つまり

[1] 北西憲二：うつ病の集団精神療法の理論的枠組み．集団精神療法23(1)：pp.12-21，2007．

[2] Yalom ID：Inpatient Group Psychotherapy. Basic Books, New York, 1983.（山口隆・小谷英文監訳／秋山剛・伊豆一郎・伊豆啓子・宇佐美泰夫・萱間真美・酒井和夫・柴田応介・西尾鏡子・松谷絵里訳：入院集団精神療法．へるす出版，1987．）

グループは、会社など参加者が所属してきた社会の縮図になるわけです。参加者の対人関係パターンである不安や焦りが再現されたときに、「あなたはいつもこうなのですか」などと、スタッフや他の参加者がフィードバックすると、参加者が自分の不適応的な対人関係のパターンを自覚し、改善していくきっかけになるのです。これは、個人療法の中では起き得ないことです。対人関係のパターンが再現されるためのグループが必要ですし、また上記のように指摘したときに、それが非難ととられないような、支持的な雰囲気やグループとしてのまとまり（凝集性）が必要です。

　さっぽろ駅前クリニック（以下、当院）の復職デイケアでは、上記のような集団精神療法としての利点を生かすために、職場場面を意図的に模倣したプログラム「パソコングループワーク」を開発、実施していますので、以下に紹介します。

1. パソコングループワークについて

(1) プログラムの目的

　このプログラムでは、以下に挙げる作業を通して、上司や部下との縦の役割関係を中心とする職場場面に近い対人関係の状況を意図的に作り出しています。これによって、職場で不適応を引き起こしていた対人関係の認知や行動のパターンを、参加者自身が自覚し、修正できるようにすることを目的としています。

(2) プログラム概要
- スタッフ：看護師、心理士、精神保健福祉士、相談員の4名
- 参加者：5～8名位のグループを参加者数に応じて形成
- 使用物品：ノートパソコン（1人1台）
- タイムスケジュール
  - 10：30～　オリエンテーション
  - 10：40～　グループ内の役割決め、作業①
  - 11：25～　休憩
  - 11：35～　作業②
  - 12：30～　昼休み

13：30～　課長、係長によるプレゼンの最終確認
13：40～　プレゼンテーション、スタッフによる評価
13：55～　グループ評価表の記入、後片付け
14：15～　休憩
14：25～　振り返り
15：00　　終了

　このグループワークでは、参加者全員がデイケア所有のノート型パソコンを使用し、スタッフから出された課題についてインターネットで情報を収集し、発表資料を作成して最後にプレゼンテーションを行います。情報のやり取りはパソコンのネットワークを使って行われます。

(3) 作業の主な流れとルールについて
① 統括グループリーダー・情報収集係リーダー・資料作成係リーダーを1名ずつ、情報収集係一般メンバー・資料作成係一般メンバー数名ずつという役割を決めて作業を行います（図1参照）。統括グループリーダーは、職場の課長職の役割で、グループを統括します。係リーダーは係長職にあたり、係をまとめる役と課長とメンバーとの連絡調整役を担います。以下、統括グループリーダーを課長、各係リーダーを係長と呼

図1　グループの役割の構造

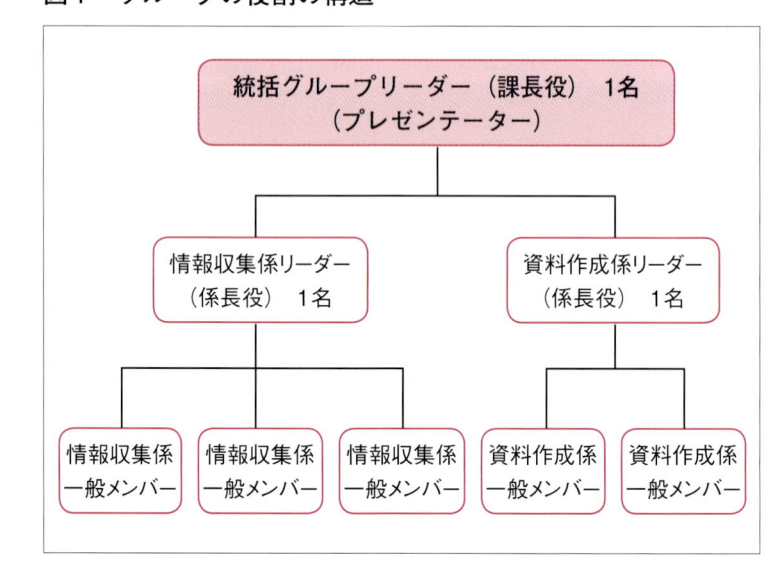

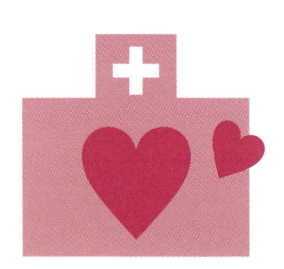

```
            統括グループリーダー（課長役）　1名
                 （プレゼンター）
            ┌──────────┴──────────┐
     情報収集係リーダー              資料作成係リーダー
      （係長役）1名                   （係長役）1名
     ┌────┼────┐              ┌────┴────┐
  情報収集係 情報収集係 情報収集係    資料作成係  資料作成係
  一般メンバー 一般メンバー 一般メンバー  一般メンバー 一般メンバー
```

ぶことにします。
②課長は与えられた課題について、各係長に作業の方針や指示を出します。

〈課題の例〉
- 「東京のデパートで開く北海道物産展のコンセプトと目玉商品３つを選んで提案してください」
- 「自動車販売の最近の動向を分析し、札幌在住の４人家族に勧めたい車を提案してください」
- 「電話やインターネットによる詐欺事件について注意を呼びかけるチラシを作成してください」

③各係長は、課長の指示に従って、係の一般メンバーに作業の指示を出します。
④作業を開始してもらいますが、グループワークのルールは以下のとおりです。
- インターネットは、作業時間内は使用できます。
- メンバーは同じ係の人としか会話ができません。違う係の人との会話は禁止されています。一般メンバーの意見は係長に伝えてもらい、係長が、課長・係長会議の議題としてあげてもらいます。
- 他の係との意見交換は、課長・係長会議で行います。課長・係長会議には、課長と係長が参加します。１回のプログラムで課長・係長会議は３回（１回３分以内）までとしています。係長は課長に会議の開催を要求できますが、最終的な判断は、課長によります。課長・係長会議を開く時は申請が必要で、スタッフに会議の開催を知らせるカードを渡します。
- 途中、一般メンバーの係役割を３回まで変更できます。変更時には申請が必要で、スタッフにカードを渡してもらいます（１回の変更で複数名の変更が可能です）。
- 12時30分までに発表資料を完成させ、スタッフに提出してもらいます。
- 昼食後、課長が３分間のプレゼンテーションを行います。
- ２チーム以上のプレゼンテーションがある場合は、スタッフがその内容の優劣を判定します。

⑷ 振り返り

　以上のような作業を行った後、参加者はその日の作業を振り返り、気づいたことや感じたことを各自レポートに記入し、最後に参加者全員による振り返りの時間を30分設けています。この時間はグループ内の対人交流や作業を通して、自分が感じたこと、気づいたことを参加者全員で話し合う時間です。自分自身が感じたことを言語化し、他者の発言に共感する体験を通して、参加者それぞれの内省や洞察が促されます。

2. 期待される効果

⑴ 体調や作業能力の把握

　パソコングループワークは、午前10時30分から午後3時まで行われるため、体力が十分に回復していない参加者は、ときに非常な疲労を感じます。職場と同様に、定められたルールに従って、決められた時間内で、決められた作業を他人と共同で行いますので、個人作業では気付きにくい、自分の体調や作業能力への対人関係の影響を把握できるのではないかと考えています。

⑵ 対人パターンや認知のパターンの把握

　職場に近い場面を設定することで、参加者の職場での行動や認知の歪みの再現を促しています。職場でマイナスに作用しているパターンに参加者自身が気付けば、次の⑶のステップに進むことができると考えられます。

⑶ 対人パターンや認知パターンの修正

　パソコングループワークは、自覚された課題を克服するために、作業を頼む、作業を断るなど、職場ではできなかった新たな対処方法にチャレンジし、成功体験をする機会を提供しています。参加者が職場での課題を克服するための、新たな対人関係の認知や行動のパターンを獲得して、復職への自信をつけるように援助します。

おわりに

　リワークプログラムには、作業訓練だけでなく、集団精神療法的な要素があります。パソコングループワークは、職場での対人関係への適応を改善するために開発された集団精神療法です。今後も、参加者へのフィードバックやプログラムの構成などについて、さらに改善を加えていきたいと思っています。

一般社団法人 日本うつ病リワーク協会　リワーク施設一覧

2019年7月17日現在

施設会員　215医療機関　926名
個人会員　162名

医療機関名・リワーク施設名	住所	電話番号
医療法人社団　五稜会病院　リワーク ヴィレッジ®	北海道札幌市北区篠路9条6丁目2-3	011-771-5660
さっぽろ駅前クリニック　北海道リワークプラザ	北海道札幌市中央区北3西4日本生命札幌ビル	011-280-0556
大谷地病院　復職デイケアFROG	北海道札幌市厚別区大谷地東5丁目7-10	011-891-3783
医療法人五風会　福住メンタルクリニック	北海道札幌市豊平区月寒東1条15丁目1-20 メープル福住ビル3階	011-887-0892
さくら病院	青森県八戸市大字八幡字上樋田8番地1	0178-70-2011
もりおか心のクリニック	岩手県盛岡市本宮六丁目1番48号	019-613-6677
特定医療法人智徳会　未来の風せいわ病院	岩手県盛岡市手代森9地割70番地1	019-696-2055
医療法人秋田ヒール　田代クリニック リワーク・デイケア	秋田県秋田市東通一丁目23-1	018-884-1500
医療法人二本松会　山形さくら町病院	山形県山形市桜町2番75号	023-631-2315
医療法人山容会　山容病院	山形県酒田市浜松町1-7	0234-33-3355
社会医療法人　あさかホスピタル リワーク　プログラム	福島県郡山市安積町笹川字経坦45	024-945-1701
社会医療法人一陽会　一陽会病院	福島県福島市八島町15-27	024-534-6715
廣瀬クリニック　デイケア	茨城県水戸市見川町2352-3	029-244-1212
医療法人Epsylon　水戸メンタルクリニック	茨城県水戸市梅香1-2-50	029-303-1155
つくば木の花クリニック	茨城県つくば市松野木109-1	029-839-4458
つくばねむりとこころのクリニック	茨城県つくば市妻木637-1	029-875-3578
医療法人Epsylon　つくば心療内科クリニック	茨城県つくば市研究学園5-12-4研究学園駅前岡田ビル3F	029-846-7357
有朋会　栗田病院　リワークデイケア	茨城県那珂市豊喰505	029-298-0175
医療法人社団恵和会　朝田病院	茨城県稲敷郡阿見市若栗2584番地	029-887-0310
医療法人社団順英会　アイ・こころのクリニック	栃木県宇都宮市松が峰2丁目4-1	028-638-4556
医療法人社団朝日会　朝日病院	栃木県小山市喜沢660	0285-22-1182
医療法人心救会　小山富士見台病院	栃木県下野市柴1123	0285-44-0200
医療法人山崎会　サンピエール病院	群馬県高崎市上佐野町786-7	027-347-1177
中泉メンタルクリニック　リワークデイケアぐんま	群馬県高崎市福島町769-1	027-373-6060
医療法人双信会　たてばやし心療クリニック リワークデイケアたてばやし	群馬県館林市北成島町1641-1	0276-55-0073
華蔵寺クリニック　デイケア・ファーブラ	群馬県伊勢崎市安堀町127-5	0270-40-7211
医療法人高柳会　赤城病院	群馬県前橋市江木町1072番地	027-269-5111
浦和神経サナトリウム　リワークプログラム	埼玉県さいたま市南区大字広ケ谷戸301-1	048-873-7613
南浦和駅前町田クリニック	埼玉県さいたま市南区本町2丁目1-2 プラザマツヤビル3F	048-764-9797
医療法人片山会　かたやまクリニック リワークデイケア・キウイ	埼玉県さいたま市緑区美園五丁目43番地15	048-711-1671
医療法人秀山会　白峰クリニック	埼玉県さいたま市浦和区上木崎4-2-25	048-831-0012
医療法人社団ユーアイエメリー会 大宮すずのきクリニック	埼玉県さいたま市北区東大成町2-251	048-661-7885
医療法人社団ユーアイエメリー会 すずのきメンタルケアクリニック	埼玉県久喜市久喜中央2丁目7-20	0480-29-2800
医療法人髙仁会　戸田病院	埼玉県戸田市新曽南3丁目4-25	048-442-3824
心の風クリニック　千葉	千葉県千葉市中央区富士見2丁目5-15 塚本千葉第3ビル9階	043-202-3101
心の風クリニック（船橋）	千葉県船橋市本町1丁目26-2　船橋SFビル3F	047-422-1750
医療法人社団　森メンタルクリニック 復職支援デイケア・ナイトケア	千葉県市川市行徳駅前2丁目16-2松丸ビル2.3F	047-359-1650
八幡メンタルクリニック	千葉県市川市南八幡5丁目1-2本八幡前ビル4F	047-300-9150
柏メンタルクリニック　リワークプログラム「ＲＰ」	千葉県柏市末広町4-7	04-7143-4211
柏駅前なかやまメンタルクリニック	千葉県柏市旭町1-1-2　YKビル6階	04-7141-6182
医療法人社団　心愈会　しのだの森ホスピタル ホリスティックデイケア　ハルニレ	千葉県八千代市島田台1212	047-488-2218
東邦大学医療センター佐倉病院 メンタルヘルスクリニック科	千葉県佐倉市下志津564番地1	043-462-8811
医療法人　静和会　浅井病院	千葉県東金市家徳38-1	0475-58-5000

医療法人財団厚生協会　東京足立病院 精神科デイケア	東京都足立区保木間5-23-20	03-3883-7111
医療法人社団瑞信会　幸仁クリニック	東京都足立区千住1丁目12-7龍ビル4階	03-5244-2010
医療法人社団　すずき病院	東京都足立区千住寿町8丁目2	03-3881-7711
あべクリニック　リワークデイケア	東京都荒川区東日暮里6丁目60-10 日暮里駅前中央ビル5階	03-5810-7808
あいクリニック神田	東京都千代田区内神田3丁目14-8ニシザワビル5階	090-1791-3611 （直通）
ベスリクリニック	東京都千代田区神田鍛冶町３丁目２　サンミビル８階	03-5295-7555
医療法人社団 惟心会 りんかい月島クリニック 復職支援室	東京都中央区月島1-13-6ウェルネス月島３階 りんかい月島クリニック	03-5547-8633
メディカルケア虎ノ門 リワーク・カレッジ®、リワーク・スクール リワーク・ゼミ、土曜フォロー	東京都港区虎ノ門１丁目16-16虎ノ門一丁目 MGビル3F・4F	03-5510-3898
品川駅前メンタルクリニック リワーク・ベーシック、リワーク・アドバンスト	東京都港区港南2丁目6-7大善ビル2・3・4F	03-5796-0556
目黒駅前メンタルクリニック	東京都品川区上大崎4-4-6目黒MTビル	03-3490-8699
医療法人社団慈友会　慈友クリニック	東京都新宿区高田馬場4丁目3-11	03-3360-0031
医療法人社団KARIYA まいんずたわーメンタルクリニック	東京都渋谷区代々木2丁目1-1　新宿マインズタワーB1	03-5302-5288
新宿御苑前メンタルクリニック	東京都新宿区新宿2-1-2白鳥ビル2階	03-4405-1899
医療法人社団SERENTE　Medical switch in clinic	東京都渋谷区渋谷1丁目14-11小林ビル4F	03-5778-3600
NTT東日本関東病院　職場復帰援助プログラム	東京都品川区東五反田5丁目9-22	03-3448-6321
医療法人社団ヘルメス会 Ｊメンタル五反田駅前クリニック リワークプログラム、土曜フォロー	東京都品川区西五反田2-5-2　五反田東幸ビル7F	03-3786-7772、 7773
小石川メンタルクリニック　うつ病専門デイケア	東京都文京区大塚3-6-5白井ビル3F・4F	03-6905-8621
榎本クリニック　うつ・リワークサポートセンター	東京都豊島区西池袋１-２-５	03-3982-5343
市ヶ谷ひもろぎクリニック　リワークデイケア	東京都新宿区市谷田町2-31-3 市ヶ谷ASUKARAビル1階2階	03-5946-8586
医療法人柏水会　三軒茶屋診療所 東京リワークセンター	東京都世田谷区三軒茶屋2-19-16　メゾンレスポワール1F	03-5432-9015
医療法人社団仁愍会　メンタルクリニックいたばし	東京都板橋区板橋1-21-5　1階、2階	03-3961-9603
吉祥寺クローバークリニック	東京都武蔵野市吉祥寺本町2-25-7吉祥寺プラザ3F	0422-28-7377
公益財団法人　井之頭病院	東京都三鷹市上連雀　4-14-1	0422-44-5331
国立精神・神経医療研究センター病院 リワークデイケア	東京都小平市小川東町4-1-1	042-341-2711
田無メンタルクリニック	東京都西東京市田無町4-23-4クリーンヒルズＫＨビル2F	042-497-4571
一宮メンタルクリニック	東京都台東区上野6-1-1　小西本店ビル4階	03-5817-4824
多摩国分寺こころのクリニック	東京都国分寺市南町3-17-2東海ビル5階	042-325-5286
医療法人社団悠悠会　オアシスクリニック	東京都立川市曙町1-15-3	042-523-8668
こころのクリニック　イムス八王子	東京都八王子市東町1-10　グランデハイツ八王子101	042-649-8221
医療法人FLATS　ヒルサイドクリニック リワークプログラム	神奈川県横浜市港南区上大岡西1-16-19 上大岡エントランスビル3階	045-849-2550
地方独立行政法人神奈川県立病院機構 神奈川県立精神医療センター　リワークプログラム	神奈川県横浜市港南区芹が谷2-5-1	045-822-0241
横浜市総合保健医療センター　精神科デイケア	神奈川県横浜市港北区鳥山町1735番	045-475-0136
医療法人ディープインテンション　日吉病院	神奈川県横浜市港北区日吉本町2-8-2	045-563-373
医療法人ディープインテンション リンクスメンタルクリニック	神奈川県横浜市都筑区中川1-10-2中川センタービル303	045-912-5851
三木メンタルクリニック　復職支援ショートケア	神奈川県横浜市西区平沼1-1-3横浜オーシャンビル3階	045-479-6115
横浜市立大学附属病院　精神科デイケア	神奈川県横浜市金沢区福浦3-9	045-787-2800
つづきメンタルクリニック	神奈川県横浜市都筑区24-4第6セキビル5F	045-342-9007
医療法人社団青山会　青山会関内クリニック	神奈川県横浜市中区山下町252番　グランベル横浜ビル２F	045-222-8400
医療法人社団慶神会　武田병院　リワーク・らくだ	神奈川県川崎市多摩区登戸3193	044-911-4050
独立行政法人国立病院機構　久里浜医療センター	神奈川県横須賀市野比5-3-1	046-848-1550
ハートクリニック	神奈川県鎌倉市大船1-23-26	0467-48-2702
あつぎ心療クリニック　職場復帰サポートコース	神奈川県厚木市中町4-6-9	046-295-1300
秦野病院　リワークデイケア	神奈川県秦野市三屋１３１番地	0463-75-0032
医療法人社団秦和会　はたの林間クリニック	神奈川県大和市中央林間3-2-3幸芳ビル１F	046-278-5781
医療法人社団朋友会　けやきの森病院	神奈川県高座郡寒川町宮山3505	0467-74-5331
医療法人社団清心会　藤沢病院	神奈川県藤沢市小塚383番地	0466-23-2343
南藤沢クリニック　デイケア	神奈川県藤沢市南藤沢21-8-5F	0466-21-9333
医療法人常心会　川室記念病院	新潟県上越市大字北新保71-甲	025-520-2021
まことクリニック	新潟県新潟市西区小針3-31-2	025-211-3939
医療法人社団真路会　かつみ医院	新潟県小千谷市東栄1-6-6	0258-81-0011
医療法人社団和敬会　谷野医院	富山県富山市総曲輪2-8-2	076-421-3648

医療法人財団松原愛育会　松原病院 すみれ台デイケア・りらいふ	石川県金沢市石引4-3-5	076-231-4335
医療法人十全会　十全病院	石川県金沢市田上本町カ45番地1	076-231-5477
公益財団法人　松原病院	福井県福井市文京2-9-1	0776-22-3717
福井厚生病院　うつ回復支援プログラム	福井県福井市下六条町201番地	0776-41-4400
医療法人　嶺南こころの病院	福井県三方上中郡若狭町市場24-18-1	0770-62-1131
響ストレスケア～こころとからだの診療所 響ワーク＆ライフサポート	山梨県甲斐市中下条1933-1-2F	055-267-8111
あさなぎクリニック心療内科	山梨県甲府市蓬沢町1099-1	055-227-1000
小澤こころのクリニック	山梨県甲州市塩山下塩後356-3	0553-39-8610
信州大学医学部附属病院	長野県松本市旭3丁目1番1号	0263-37-2638
医療法人蜻蛉会　南信病院	長野県上伊那郡南箕輪村8811	0265-78-4161
JA長野厚生連　長野松代総合病院	長野県長野市松代町松代183番地	026-278-2031
長野県立こころの医療センター駒ヶ根	長野県駒ケ根市下平2901	0265-83-3181
社会医療法人緑峰会　養南病院	岐阜県海津市南濃町津屋1508番地	0584-57-2511
岐南ほんだクリニック　デイケアセンターミライ	岐阜県羽島郡岐南町三宅8-137 ぎなんメディカルスクエア内	058-249-2255
NTT東日本伊豆病院	静岡県田方郡函南町平井750	055-978-2320
あらたまこころのクリニック	愛知県名古屋市瑞穂区洲山町1-49	052-852-8177
医療法人輝豊会　みずほクリニック	愛知県名古屋市瑞穂区瑞穂通8-14　神谷ビル2階	DC直通； 052-846-2393, クリニック外来 052-842-5656
医療法人明心会　ルーセントジェイズクリニック ルーセントリワークセンター	愛知県名古屋市西区牛島町6番1号 名古屋ルーセントタワー3F	052-569-6606
とわたり内科・心療内科	愛知県名古屋市中村区名駅4丁目17-14鈴木ビル4F	052-571-6660
医療法人静心会　藤田メンタルケアサテライト徳重北	愛知県名古屋市緑区鳴海町字徳重18-40	052-879-3380
鳴海ひまわりクリニック	愛知県名古屋市緑区鳴海町29-1	052-629-4041
ナラティブクリニックみどり診療所	愛知県名古屋市緑区滝ノ水1-908	052-918-2448
きまたクリニック	愛知県名古屋市北区田幡1丁目12-12	052-938-3311
ならい心療内科　デイケアセンターリワークコース	愛知県岡崎市明大寺町沖折戸1-3	0564-71-1515
上林記念病院	愛知県一宮市奥町字下口西89番地1	0586-61-0110
かちがわ心と体のクリニック リワークステーションかちがわ	愛知県春日井市柏井町1-101	0568-32-3200
医療法人桜桂会　犬山病院	愛知県犬山市塔野地大畔10	0568-61-1505
みどりまち心療内科	愛知県西尾市緑町3-28	0563-54-0010
田原南こころのクリニック	愛知県田原市田原町新清谷102-1　田原プラザ1階	0531-27-7100
医療法人理一会　きくちメンタルクリニック	愛知県豊川市牛久保町城跡20-1	0533-56-9000
豊橋ニコニコクリニック	愛知県豊橋市白河町29-1　白河ハイツ12B	0532-35-2533
医療法人成精会　メンタルクリニックアンセル	愛知県刈谷市昭和町2-20-1	0566-21-2020
総合心療センターひなが　デイケア・復職準備コース	三重県四日市市大字日永5039番地	059-340-6153
医療法人　おの松心のクリニック	三重県四日市市松本3丁目10-27	059-352-1151
財団法人信貴山病院分院　上野病院	三重県伊賀市四十九町2888	0595-21-5010
南勢病院	三重県松坂市山室町2275	0598-29-1721
奈良県立医科大学　精神医学センター	奈良県橿原市四条町840番地	0744-22-3051
和歌山県立医科大学神経精神科	和歌山県和歌山市紀三井寺811-1	073-441-0659
医療法人　湖南クリニック リワーク・サポート　こなん	滋賀県大津市大萱１丁目19-25	077-545-8530
長浜赤十字病院	滋賀県長浜市宮前町14-7	0749-63-2111
杉本医院からすまメンタルクリニック	京都府京都市中京区烏丸通錦小路上ル手洗水町652	075-255-7176
栄仁会京都駅前メンタルクリニック バックアップセンター・きょうと	京都府京都市下京区七条通烏丸東入真苧屋町195 福井ビル5F	075-334-6777
財団法人長岡記念財団　長岡ヘルスケアセンター	京都府長岡市友岡4-18-1	075-951-9201
林こころのクリニック	京都府木津川市木津駅前1丁目23番地フロント木津2階	0774-75-2777
医療法人健心会 五十嵐こころのクリニック　デイケアリサーフ	京都府京田辺市河原神谷7-1　2階	0774-68-2203
ちかまつクリニック	大阪府大阪市中央区今橋3-2-17	06-6654-5555
こころのクリニック 和 -なごみ-	大阪府大阪市中央区南本町2-2-9	06-6226-7463
リンダ女子クリニック	大阪府大阪市中央区大手前1-7-31 OMMビル地下1階	06-6942-6363
ナカトミファティーグケアクリニック 復職支援プログラムSPICE	大阪府大阪市中央区高麗橋4-5-12　TERASOMAビル2F	06-6233-6136
中之島フェスティバルタワー・さくらクリニック	大阪府大阪市北区中之島2-3-18 中之島フェスティバルタワー15F	06-4707-6778
西梅田こころとからだのクリニック	大阪府大阪市北区曽根崎新地１丁目３番１７号	06-6348-0556
医療法人啓青会　野々村クリニック	大阪府大阪市西区西本町1丁目5-9清ビル201号	06-4391-0707
医療法人正正会　分野病院 ワーキングデイケア　ドリーム	大阪府大阪市都島区東野田町5-3-33	06-6351-0002

医療法人　池澤クリニック	大阪市福島区吉野1-10-13　ＮＴビル5Ｆ	06-6940-6506
西澤クリニック	大阪市松原市東新町4-15-2	072-336-7121
医療法人メディカルメンタルケア 横山・渡辺クリニック	大阪府茨木市春日2-1-12ラウンド春日3Ｆ	072-627-9876
医療法人　上島医院	大阪府大阪狭山市西山台1-24-20	072-365-6579
医療法人桐葉会　さくらクリニック	大阪府貝塚市畠中22-1	072-430-5155
医療法人杏和会　阪南病院	大阪府堺市中区八田南之町277番地	072-278-0381
幸地クリニック	兵庫県神戸市中央区三宮町2丁目11-1 センタープラザ西館709号	078-599-7365
医療法人社団ほがらか会　室井メディカルオフィス	兵庫県揖保郡太子町矢田部335番地1	079-277-0531
心療内科リワーク病棟「六甲」	兵庫県西宮市山口町下山口1637-5	078-904-0812
医療法人内海慈仁会　内海メンタルクリニック	兵庫県西宮市津門稲荷町5-8　大丸ハイツ	0798-22-5088
医療法人恵風会　けいふう心療クリニック	兵庫県姫路市西今宿3丁目19-41	079-293-8855
医療法人財団光明会　明石こころのホスピタル	兵庫県明石市藤江1315	078-923-0877
社会医療法人　清和会　西川病院	島根県浜田市港町298-2	0855-22-2390
社会医療法人明和会医療福祉センター　渡辺病院	鳥取県鳥取市東町3丁目307	0857-24-1151
医療法人啓光会　HIKARI CLINIC	岡山県岡山市北区下石井2丁目1-180 RIX岡山下石井ビル2Ｆ	086-222-5200
医療法人社団更生会　草津病院 就労支援センターワークネクスト	広島県広島市西区草津梅が台10-1	082-277-1279
藤井メンタルクリニック	山口県下関市細江町3-3-1 アドバンス21ベイスクエア下関205	083-234-0802
医療法人社団中和会　西紋病院	香川県丸亀市津森町595	0877-22-5205
公益財団法人正光会　宇和島病院	愛媛県宇和島市柿原1280番地	0895-22-5622
医療法人社団　味酒心療内科	愛媛県松山市味酒町2-9-9	089-932-2768
スタジオ　リカ　クリニック	福岡県筑紫野市原田7-5-11	092-926-8812
河野医院　リワークトレーニング	福岡県福岡市中央区薬院1-9-8	092-716-3000
ストレスケア義村クリニック	福岡県福岡市中央区大名2-4-30	092-738-8651
医療法人社団新光会　不知火クリニック ＲＳ　リ・スタート	福岡県福岡市博多区博多駅前3-16-13-1	092-381-1715
医療法人社団宗仁会　博多筑紫口こころクリニック	福岡県福岡市博多区博多駅東2丁目5番37号 博多ニッコービル4階	092-414-5055
医療法人泯江堂　油山病院	福岡県福岡市早良区野茶5-6-37	092-871-2261
医療法人社団新光会　不知火病院 リスタート・プログラム、トライワーク・プログラム	福岡県大牟田市手鎌1800	0944-55-2000
たていわ病院	福岡県飯塚市立岩1725	0948-22-2611
かなめクリニック	福岡県北九州市小倉南区北方2-8-4	093-931-4100
黒崎中央医院	福岡県北九州市八幡西区藤田4丁目2-6	093-616-7106
医療法人社団翠会　八幡厚生病院	福岡県北九州市八幡西区里中3丁目12-12	093-691-3344
有吉祐睡眠クリニック	福岡県北九州市小倉北区香春口1-13-1 メディックス三萩野2Ｆ	093-921-4133
産業医科大学病院　神経・精神科	福岡県北九州市八幡西区医生ケ丘1番1号	093-603-1611
医療法人社団堀川会　堀川病院	福岡県久留米市西町510番地	0942-38-1200
医療法人財団友朋会　嬉野温泉病院	佐賀県嬉野市嬉野町大字下宿乙1919	0954-43-0157
医療法人唐虹会　虹と海のホスピタル	佐賀県唐津市原842-1	0955-77-0711
医療法人　多布施クリニック	佐賀県佐賀市多布施4-1-6	0952-24-9007
田川療養所	長崎県長崎市錦2-1-1	095-845-2188
医療法人志仁会　西脇病院　デイケアセンター	長崎県長崎市桜木町3-14	095-827-1187
医療法人厚生会　道ノ尾病院	長崎県長崎市虹が丘町1番1号	095-856-1111
医療法人清潮会　三和中央病院	長崎県長崎市布巻町165番1	095-898-7511
医療法人明薫会　熊本心身医療クリニック	熊本県熊本市沼山津4-1-20	096-285-7721
特定医療法人佐藤会　弓削病院	熊本県熊本市北区龍田町弓削679-2	096-338-3838
医療法人精翠会　吉田病院	熊本県人吉市下城本町1501	0966-22-4051
医療法人山田会　八代更生病院	熊本県八代市古城町1705	0965-33-4205
医療法人善慈会　大分丘の上病院	大分県大分市大字竹中1403番地	097-597-3660
大分大学医学部附属病院	大分県由布市狭間町医大ケ丘1-1	097-586-6820
医療法人建悠会　吉田病院	宮崎県延岡市松原町4丁目8850番地	0982-37-0126
医療法人聖心会　中村クリニック リワークデイケアひかり	宮崎県宮崎市広島2-4-24　本山ビル1Ｆ	0985-74-7565
医療法人和心会　武井内科クリニック	鹿児島県鹿児島市上之園町34-20　ＡＹＡビル2Ｆ・4Ｆ	099-285-0051
三州脇田丘病院	鹿児島県鹿児島市宇宿7丁目26-1	099-264-0667
医療法人寛容会　森口病院	鹿児島県鹿児島市下田町1763	099-243-6700
山本クリニック　ショートケア	沖縄県浦添市伊祖2-30-7	098-879-3303
かもめクリニック	沖縄県浦添市経塚633番地メディカルＫプラザ3階	098-988-0326

キーワード索引

あ

アクシデント……91
アサーショントレーニング
　……20
アドヒアランス……18
Aha体験……146
アルコール依存……92
アルコール依存症……104
アロマセラピー……83
EAP……34
陰性感情……103
インテーク……57
内田クレペリン検査……58
うつ病……2, 21
うつ病エピソードの振り返
　り作業……145
うつ病リワーク研究会
　……5
AA……92
SASS……123
SST……20, 82, 100
SDS……57, 123

か

過小評価……25
家族……85, 99
家族心理教育……18
気晴らし……27
極端な一般化……25
グループの凝集性……94

軽躁エピソード……64
月経……27
心の健康問題により休業し
　た労働者の職場復帰支援
　の手引き……37

さ

再発防止……35
サブグループ……103
サポート・カレッジ
　……134
恣意的推論……25
GAF……57
事業場における労働者の心
　の健康づくりのための指
　針……36
実務……108
社会生活技能訓練
　……20, 82, 100
集団の凝集性……131
集団療法……35
職場復帰……30, 48
心理教育……17
スティグマ……16
ストレスマネジメント
　……82
スポーツ……83
セルフケア……35
全か無か思考……25
躁うつ病……22
双極性感情障害……22

双極性障害Ⅱ型……93
Social Skills Training
　……20, 82, 100

た

対人学習……100
WCST……58
通電療法……136
導入時……57

な

ナースプログラム……83
認知行動療法……20

は

励まし……27
パーソナリティ障害……92
発達障害……103
HAM-D……123
HAM-D/HRSD……57
ピア・カウンセリング
　……44
BDI……123
BDI-Ⅱ……57
評価……54
フィードバック……60
フォローアップ……87
復職準備……35
復職準備性……3, 11

復職トレーニングプログラ
　ム……81
復職判定……95
服薬アドヒアランス
　……139
プログラム評価法……68

ま

マインドフルネス瞑想
　……81

や

薬物治療……25
抑うつエピソード……93

ら

リワーク……2
リワーク・カレッジ®
　……133
リワーク・スクール
　……133
リワークプログラム
　……4, 11, 19, 34, 80, 91,
　108, 153

●監修者紹介
秋山 剛（あきやま・つよし）
NTT東日本関東病院・精神神経科部長。うつ病リワーク研究会・世話人。早くからうつ病患者の復職支援の臨床・研究に携わり、厚生労働省「うつ病患者に対する復職支援体制の確立　うつ病患者に対する社会復帰プログラムに関する研究」代表者も務める。

●著者紹介
一般社団法人 日本うつ病リワーク協会
（理事長：五十嵐良雄）
2008年3月発足。近年急激に増加しているうつ病や不安障害で休職中の社員を、職場へ復帰させるためのリハビリテーションプログラムの研究・普及を主な活動とする。

事務局
〒105-0001
東京都港区虎ノ門1-12-11　虎ノ門ファーストビル8F
（東京リワーク研究所内）
TEL／FAX：03-5512-1161
URL：http://www.utsu-rework.org
E-Mail：information@utsu-rework.org

うつ病リワークプログラムのはじめ方

2009（平成21）年7月31日　初版1刷発行
2019（令和元）年8月31日　　同　3刷発行

監修者　秋山　剛
著　者　一般社団法人 日本うつ病リワーク協会
発行者　鯉渕　友南
発行所　株式会社 弘文堂　101-0062 東京都千代田区神田駿河台1の7
　　　　TEL 03(3294)4801　　振替 00120-6-53909
　　　　　　　　　　　　　https://www.koubundou.co.jp

装幀・本文デザイン　松村大輔
組　版　ダーツ
印　刷　大盛印刷
製　本　井上製本所

©2009 Tsuyoshi Akiyama, Japanese Association of Rework for Depression. Printed in Japan.
JCOPY〈（社）出版者著作権管理機構 委託出版物〉
本書の無断複写は著作権法上での例外を除き禁じられています。複写される場合は、そのつど事前に、（社）出版者著作権管理機構（電話03-5244-5088、FAX 03-5244-5089、e-mail：info@jcopy.or.jp）の許諾を得てください。
また本書を代行業者等の第三者に依頼してスキャンやデジタル化することは、たとえ個人や家庭内での利用であっても一切認められておりません。

ISBN978-4-335-65140-3